外来で役立つ
爪診療ハンドブック

編著●**是枝 哲** これえだ皮フ科医院 院長

中外医学社

●執筆者 (執筆順)

是枝　哲　これえだ皮フ科医院 院長

河合修三　皮フ科シュウゾー 院長

塩之谷　香　塩之谷整形外科 院長

東　禹彦　東皮フ科医院 院長

新井裕子　新井ヒフ科クリニック 院長

新井健男　YOUヒフ科クリニック 院長

立花隆夫　大阪赤十字病院皮膚科 部長

中道　寛　二条駅前なかみち皮膚科クリニック 院長

田邉　洋　天理よろづ相談所病院皮膚科 部長

伊賀那津子　京都大学大学院医学研究科皮膚科学

外川八英　千葉大学大学院医学研究院皮膚科学

序　文

　中外医学社から，「爪の本を出版したい」とのお話をいただいた時に，真っ先に頭に浮かんだのが，東先生の『爪　基礎から臨床まで』（金原出版）という爪疾患のバイブルのような素晴らしい本が，すでに出版されていることだった．東先生の本は，爪の基礎的な生理学から各種疾患までを全て網羅している．そのような立派な本が存在しているのに，新たに爪の本を刊行する意義はあるのだろうか，と心配な気持ちがあった．しかし，すでに教科書的な本が存在していても，もっと簡単に手に取って読める実用書の需要はあるのではないか，臨床にすぐに役立つことに特化した本なら作る意義はあるのではないか，と考え直した．

　まずは臨床の現場でよく遭遇しなおかつ治療に苦慮する疾患として，巻き爪・陥入爪があり，これらについて詳しく書かれた本にしたいと考えた．その治療法にはさまざまな考えかたがあるため，複数のエキスパートの先生方に執筆をお願いした．その内容には，異なる意見が載っていることもあったが，全てそのまま掲載して，その代わりに私が総括としての文章を書かせていただいた．5人の先生に6章にわたって執筆していただき，巻き爪・陥入爪だけで半分近いページを割くことになってしまった．

　その他にも臨床の場で非常に大事な知識にスポットを当てて章立てした．靴は爪疾患と密接な関連があるにもかかわらず，そのことに触れられた成書は少ないため，靴についての章を設けた．最も基本的な爪の切りかた，フットケアも実際の臨床の現場で重要である．爪の腫瘍については知識もなければ臨床の場では困ることになるであろう．近年爪白癬の治療薬が複数開発されていて，最新の知見を書いていただいた．また東先生が報告された，「後爪郭部爪刺し」という疾患は知らなければ見過ごしてしまうため章を設けたが，実はこの本のゲラを手元に置いていたときちょうどこの疾患の患者が受診し，患者にゲラに載っている写真と模式図を見せながら説明するという機

会に遭遇し，重要性を実感した．爪のダーモスコピー，全身疾患と爪などいずれも臨床家にとってすぐに役立つ知識だと思われる．それらのことについて，爪疾患の専門家の先生方に執筆をお願いし，診療の即戦力になる本として仕上がったと考えている．

実用書として本書が臨床家のみなさんの役に立つことを願っている．

2018 年 5 月

これえだ皮フ科医院 院長　是 枝　哲

目　次

1　爪の総論　　　　　　　　　　　　　　　　　　　　　　【是枝　哲】1

爪の構造 …………………………………………………………………… 1
爪の生理 …………………………………………………………………… 4
爪甲の色調について（特に爪半月について）………………………… 5
爪周囲の結合組織 ………………………………………………………… 5
爪の役割 …………………………………………………………………… 6

2　巻き爪・陥入爪　　　　　　　　　　　　　　　　　　　　　　　8

1　VHO 式爪矯正法　　　　　　　　　　　　　　　　　【河合修三】8

概説 ………………………………………………………………………… 8
VHO 法施術の実際 ……………………………………………………… 8
他の保存的治療法と VHO 法との比較 ……………………………… 9
VHO 法施術のコツ ……………………………………………………… 10
ピットフォール …………………………………………………………… 11
その他の巻き爪矯正ワイヤー …………………………………………… 12

2　巻き爪に対するマチワイヤ（超弾性ワイヤー）を
用いた治療　　　　　　　　　　　　　　　　　　　【塩之谷　香】14

巻き爪とは？ ……………………………………………………………… 14
マチワイヤ ………………………………………………………………… 15
治療期間 …………………………………………………………………… 19
再発について ……………………………………………………………… 21
おわりに …………………………………………………………………… 22

3 ● 人工爪による治療 【東　禹彦】23

4 ● 陥入爪の保存的治療法—アンカーテーピング法，アクリル 固定ガター法と補助的療法について 【新井裕子，新井健男】25

概説 25

陥入爪と巻き爪の違いについて 25

爪甲とメカノレセプターの働き 25

陥入爪の原因 25

陥入爪の発症機序 26

巻き爪の原因と発症機序 27

陥入爪の治療 27

アンカーテーピング法 28

アクリル固定ガター法 30

アンカーテーピング法やガター法の補助的治療法 32

陥入爪の再発予防と患者教育 32

5 ● 手術療法 【立花隆夫】34

はじめに 34

手術療法の適応 34

観血的手技 35

おわりに 39

6 ● 陥入爪治療—爪床・爪母を温存した手術法を含めて

【塩之谷　香】40

はじめに 40

なぜ陥入爪が起きるか？ 40

肉芽はなぜできる 40

陥入爪の治療方法 41

炎症が軽度の場合 43

爪が欠損している場合 43

炎症性肉芽ができている場合 ……………………………………45

炎症性肉芽が大きくなっている場合 ………………………45

陥入爪の新しい手術方法の実際 …………………………………45

おわりに …………………………………………………………………46

7 ● 巻き爪・陥入爪治療総括　　　　　　　　【是枝　哲】50

3 爪と靴（履物）　　　　　　　　　　【塩之谷　香】55

はじめに …………………………………………………………………55

陥入爪 ……………………………………………………………………55

巻き爪 ……………………………………………………………………56

段になっている爪 ……………………………………………………56

Ⅴ趾の二枚爪 …………………………………………………………58

爪下血腫 …………………………………………………………………59

爪剝離後の治療 ………………………………………………………59

考察 ………………………………………………………………………63

おわりに …………………………………………………………………64

4 爪の切りかた，フットケア　　　　　　【中道　寛】65

爪の切りかた基礎知識 ………………………………………………65

爪切りに必要な基本手技 ……………………………………………65

さまざまな爪の爪切り ………………………………………………67

爪切りを行う際に注意する事項 …………………………………69

5 爪の腫瘍 【立花隆夫】72

はじめに	72
爪甲色素線条	72
ボーエン病（および扁平上皮癌）	74
爪下グロムス腫瘍	76
被角線維腫	77
指（趾）粘液囊腫	79
爪下外骨腫	79
おわりに	82

6 爪白癬 【田邉 洋】83

要約	83
爪白癬とは	83
菌はどこにいるか	84
爪白癬の診断方法
―爪白癬の診断にKOH直接鏡検法は必須である	84
病型	85
治療/管理	88
あとがき―爪白癬患者は困っているのだ	90

7 後爪郭部爪刺し
―爪囲炎と誤診しやすい爪疾患 【伊賀那津子】93

はじめに	93
後爪郭部爪刺しとは	93
疫学	94
臨床的な特徴・病態	94

治療 …………………………………………………………………… 95

おわりに ………………………………………………………………… 96

8 爪のダーモスコピー

【外川八英】97

はじめに ………………………………………………………………… 97

爪の色素線条 …………………………………………………………… 97

爪部メラノーマ ………………………………………………………… 98

無色素性メラノーマ …………………………………………………… 100

色素性母斑 ……………………………………………………………… 100

非メラノサイト病変による色素線条 ………………………………… 102

その他の色素沈着，疾患 ……………………………………………… 102

9 全身疾患と爪

【東　禹彦】106

形態の変化 ……………………………………………………………… 106

色調の変化 ……………………………………………………………… 109

爪郭部の変化 …………………………………………………………… 112

索引 ……………………………………………………………… 115

1 爪の総論

　爪は手指，足趾の先に存在する皮膚付属器である．その構造について説明したいが，爪甲およびその周囲の組織は複雑に分化しており，三次元的に構造を理解するのがなかなか難しい．本書ではこの後の章でさまざまな爪疾患について述べるが，そのために各部位の名称と定義をしっかりと記したい．

▌爪の構造

　まずはおおまかな爪の構造を説明する．爪は，爪甲を中心に周囲を皮膚で囲まれていて，この周囲の皮膚を爪郭とよぶ．爪甲の近位側を後爪郭，側縁を側爪郭とよぶ．爪甲の先端は皮膚との接着がなくなり，その部分を爪甲遊離縁とよぶ．それでは各部位について，箇条書きで詳しく述べる（図1，2）[1,2]．

●爪甲（nail plate）

　爪甲は爪の本体であり，ほぼ四角形の半透明角質板でわずかに凸状に彎曲する．爪母のケラチノサイトから作られ，毛組織と同じくハードケラチンからなる．爪甲は先端に向かって伸長していく．

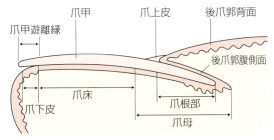

図1　爪甲とその周囲組織の縦断面図

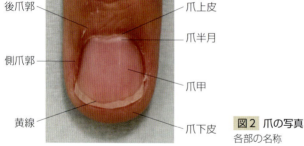

図2 爪の写真
各部の名称

● 爪溝（nail grooves）
　爪甲を除去すると，爪甲があった部位の両側縁と近位部に溝が認められ，これを爪溝とよぶ．両側縁の爪溝は浅く，近位部の後爪溝は深い．後爪溝は爪根部を袋状に包んでいて，この部分を爪洞（sinus unguis）ともよぶ．

● 爪郭（nail fold）
　爪甲を囲んでいる部位の皮膚のことである．近位側は後爪郭，両側は側爪郭とよぶ．

● 後爪郭（posterior nail fold）
　近位爪郭（proximal nail fold）ともよばれる．くさび型となりその背面は指趾背側皮膚となり，腹面は後爪溝の一部となる．

● 側爪郭（lateral nail fold）
　くさび型となり背面部は指趾皮膚となり，腹側部は側爪溝の一部となり，爪甲表面に密着している．爪甲を指趾背面に固定する役割がある．陥入爪では主にこの側爪郭に炎症が生じる．

● 爪上皮（cuticle）
　後爪郭の皮膚より生じて爪甲表面に密着して伸長する角層を爪上皮とよぶ．非医学用語では甘皮などとよばれる．爪甲と後爪郭の隙間を閉じる役割がある．

● 爪根（nail root）
　後爪郭に覆われて，外側より見えない爪甲の近位部をいう．その近位端部を爪甲潜在縁（latent margin of nail root）とよぶ．

●爪母（nail matrix）

爪母は，爪甲を作り出す爪甲下の領域で，大部分は後爪郭に覆われて隠れている．爪母の遠位部は後述の爪半月の部分となる．近位部では後爪郭上皮に連なっている．爪母表皮は正常では顆粒層を欠如する．病的な状態では顆粒層が出現し，病的な爪甲を形成することがある．

●爪床（nail bed）

爪甲の下面に位置する爪半月遠位端から爪下皮までの間の軟部組織である．爪床上皮は正常では顆粒層がなくほとんど角化しない．病的な状態では顆粒層が出現し角質が爪甲下に形成する．

（爪床と爪母を併せて爪床と記載している教本もあるが，本書では爪床と爪母を別の部位として定義し統一する）

●爪下皮（hyponychium）

爪床遠位端より末端部の上皮であり，指趾皮膚に連なる．爪下皮の部分では顆粒層を形成し角化する．

●爪半月（lunula）

爪甲近位部で半月形の乳白色を呈する部分である．後爪郭に覆われていない爪母遠位部の領域と言い換えることもできる．しかし，爪母がすべて後爪郭で覆われていると爪半月は肉眼的に見えないことになる．

●末端分界溝（distal groove）

爪下皮と指趾腹皮膚との境界部に認められる溝である．胎児では明瞭であるが，成人では不明瞭である．

●爪甲遊離縁（free edge of nail plate）

爪甲は伸長方向である先端付近に至ると上皮と接着性を失う．この部分を爪甲遊離縁とよぶ．

●黄線（yellow line）

爪甲が爪床から離れる部位に幅0.5〜1.5 mmのわずかに黄白色をおびた横走する線が認められ，これを黄線とよぶ．この黄線のある位置とほとんど同じ位置に，Terry帯（onychodermal band）とよばれる線があるとされているが，これは爪甲遊離縁の手前に弧状を呈する1 mmくらいのやや赤桃色をおびた帯状の領域と定義されている．東は，このTerry帯は黄線と同じもの

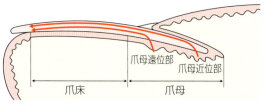

図3 矢印の通り，爪母近位部からは爪甲の表層部が，爪母遠位部からは爪甲の深層部が作られる

を指しているのではないかと考察している[1]．

爪の生理

　爪甲は爪母で形成される．爪床からも爪の形成を行っているという説もあるが，アイソトープを用いた爪形成時の動態を検討した報告によれば，大部分は爪母から作られてくると考えられる[3]．爪床からも爪が作られるという説は，病的な爪を材料に研究が行われたためである可能性がある．爪床から形成される角層は正常状態ではほとんど存在せず，病的状態でしか認められないからである．

　近位爪母から作られる角層は爪甲の表面を構成し，やや遠位爪母から作られる角層は爪甲下面の層を構成する（図3）．このことは，走査顕微鏡で爪甲の断面を観察すると，背側と腹側の角質層および両者の間に位置する中間層の3層から構成されていることからも支持される．また，爪母部で微小出血が起こり血液が爪甲に取り込まれた場合，爪甲の伸長に伴い遊離縁へと移動するが，出血部位が爪母の近位であった場合は爪甲の表面近くに取り込まれ，やや遠位での出血は爪甲の深部に取り込まれることにより，このような爪甲形成のメカニズムが正しいことが理解できる．

　爪母の存在する範囲であるが，爪甲表面側から見ると，後爪郭にほとんどが隠されていて，実際には図4のような範囲に存在する．爪母の上皮はこの範囲よりさらに広がりをもつので，陥入爪に対する手術で爪母の外側を切除する場合に爪母上皮を取り残すとそこから棘状の爪が再生したりする．

　爪甲は成人の手では1日に約0.1 mm伸びる．1カ月に約3 mmの伸長速

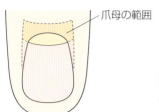

図4 爪表面側から見た爪母の位置
爪母はオレンジ色で示した領域に存在する．爪母の上皮はこの範囲よりさらに広がりをもつ．

度である．その速さは第1指が最も速いという報告と第3指がもっとも速いという報告がある．しかし，いずれの報告でも，第5指がもっとも遅いようである．足の場合は1日に約0.05 mm，1カ月で約1.5 mm伸びる．足趾の爪の場合は第1趾爪が最も速く伸び，第5趾爪の伸長速度が圧倒的に遅い．年齢の影響であるが，加齢とともに伸長速度は遅くなる[1,3]．

爪甲の色調について（特に爪半月について）

爪甲は正常では透明であるので，爪床部の血流の色を反映して桃色に見えるが爪半月は乳白色に見え，爪甲遊離縁は不透明となる．爪半月が乳白色に見える理由には，いくつか説がある．一つには爪母の上に位置する未成熟な爪甲が角層内に核の遺残を有し，光を乱反射するためという説もある．また，爪母の上皮は爪床より肥厚し真皮毛細血管の色が反映されないため白く見えるという説もある．一方，東はこの部位の爪甲の水分含量が多いためという説を提唱している．爪半月部の爪甲はまだ角化が未完成で水分を多量に含むことができる．抜爪してみた場合，爪半月に当たる部分の爪甲は乳白色を呈しているが，そのまま放置しておけば乳白色の部分は消失する．これは水分が蒸発していくためと考えられる．

爪甲の爪半月より遠位の部分は12〜16％の水分を含んでいて，この含量では爪甲は透明である．その水分は爪床から供給されている．爪甲遊離縁が不透明なのは爪床からの水分補給がなく水分含量が低下するためである[1]．

爪周囲の結合組織

爪甲は周囲の上皮および結合組織を介して末節骨と強固に固定されてい

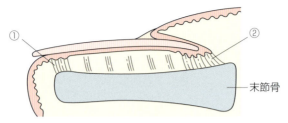

図5 爪周囲の結合組織，縦断面図
爪床には皮下脂肪織がなく，真皮と末節骨が強固に結合しているほか，前縁で①hyponychial-phalangeal ligament，後縁で②matricophalangeal ligamentにより末節骨骨膜に固定されている．

る．爪床は上皮，真皮はあるが脂肪織はほとんどなく末節骨に接していて，爪床真皮内には縦方向に発達した膠原線維束があり，下床の末節骨骨膜と癒合している．爪甲と爪床は非常に強固に結合している上に爪床真皮と末節骨がこのように強く結合しているので，爪甲は下床との可動性はほとんどない．爪床のみならず，爪下皮や爪母近位部も，それぞれhyponychial-phalangeal ligament, matricophalangeal ligamentとよばれる線維性組織で末節骨骨膜に固定されている（図5）．爪の悪性腫瘍を手術する場合などには，この爪周囲の解剖をよく理解しておくほうがよい．末節骨の側面には側骨間靱帯（lateral interosseous ligament）が付着しているが，この靱帯は側爪溝の深部に位置し，爪床真皮と線維性に結合し，爪甲の両側側縁部を支持している（図6）．また結合組織による固定に加えて，側爪郭部皮膚の角層と爪甲は繋がっていて，これによっても爪甲は指趾背面に固定されている．

爪の役割

爪は指趾先端を保護する機能があり，また指趾の腹側から加わる力を受け止める役割をはたしている．それにより触覚が鋭敏になり，指先を使ってさまざまな細かい作業を行うことができる．

爪甲はやや凸に彎曲しているが，指趾の腹側から過剰に強い力が加われば，凸の彎曲がなくなり全く平坦になってしまうことがある．例えばコント

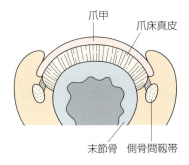

図6 爪周囲の結合組織，横断面図
爪床真皮は末節骨と強固に結合し，爪甲側縁部の側骨間靱帯は爪床真皮と線維性に結合している．

ラバス奏者の弦を強く押さえる指や重い中華鍋を握りしめるような料理人の指に，そのような平坦な爪を認めることがある．逆に，寝たきりになって歩行しなくなった人の足趾が巻き爪に変化してくるという現象もあり，爪には指趾腹側からの力を受け止める機能があるとともに，適度な力が加わっている状態でやや凸に彎曲した正常な状態になるものと思われる．

● 文献
1) 東　禹彦. 爪の構造. In: 東　禹彦. 爪　基礎から臨床まで. 改訂第2版. 東京: 金原出版; 2016. p.2-32.
2) 田村敦志. 爪部の局所解剖. In: 安木良博, 田村敦志, 編. カラーアトラス　爪の診療実践ガイド. 東京: 全日本病院出版会; 2016. p.2-10.
3) 森田和政. 爪のケア. In: 立花隆夫, 編. 皮膚科基本手技・小手術ハンドブック. 東京: 中外医学社; 2009. p.108-13.

【是枝　哲】

2 巻き爪・陥入爪

1. VHO 式爪矯正法

▌概説

　VHO とは，Virtuose（熟練した），Humane（人間的，痛みが少ない），Orthonyxie（真っ直ぐな正しい爪）の頭文字をとって命名された，陥入爪，巻き爪に対する保存的治療器具を用いる治療法である．1979 年にエルヴィラ・オストホルトが創設したオートニクシー研究所で外科手術に代わる治療方法として開発された．VHO の名前の由来のごとく，痛みが少なく，元の正常な爪に戻す方法で，ほとんどの症例に施術できるすぐれた方法である[1,2]．出血することはほとんどなく，麻酔をせずに施術できるので，適応禁忌がほとんどない．糖尿病，閉塞性動脈硬化症［ASO（PAD）］，出血傾向，白血病などの基礎疾患のある患者にも施術できる．

▌VHO 法施術の実際

　VHO 法の施術は，まず，VHO 施術専用工具を用いて，専用のスチール鋼を個々の爪の大きさに合わせて切り，彎曲させて爪の左右に引っ掛けるワイヤーを作る[3]（図 1）．これを両側の爪縁の中央部分に引っ掛ける．次に，巻上げワイヤーを左右のワイヤーに引っ掛けて，専用のフックを用いて巻き上げて固定する（図 2）．余分なワイヤーをカットした後に，その部分をジェルネイルで固定すれば，ワイヤーが靴下に引っ掛かって邪魔になるようなことはない．左右の爪縁のワイヤーは，真皮内に突き刺すのではなく，爪の下に滑りこますように爪に引っ掛けているだけなので，ほとんど出血することはなく，無麻酔で挿入できる．VHO 法を行った当日から，入浴，日常生活に全く支障はない．爪が伸びるとともに爪に固定されたワイヤーが前方に移

8

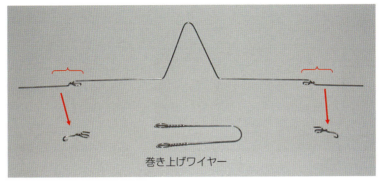

図1 VHOに使用するワイヤー
個々の爪の大きさに合わせてワイヤーを切り，彎曲させて左右のワイヤーを作る．中央下は，巻き上げワイヤー[3]．

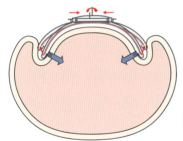

図2 VHO治療の実際
ワイヤーで側爪郭を持ち上げる．

動した3〜4カ月後にはずして，爪の中央部分に付け替えを行う．通院は約3〜4カ月に1回で，半年から1年をかけて矯正を行うが，初回のVHO法施術直後に痛みから解放され，3〜4カ月間何もしなくてよく，日常生活に支障がないので患者の満足度は高い．問題は，VHO法で矯正が終了しワイヤーを外した際に，元の陥入爪に戻ることがある点である．これは，VHO法に限らず，すべての爪矯正治療法に共通したことで，予め施術患者に説明する必要がある．

他の保存的治療法とVHO法との比較

保存的治療法は，爪を斜めに切る方法，テーピング法，アクリル人工爪

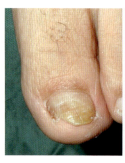 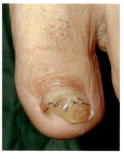

図3 深爪状態の陥入爪（左），
VHO 法施術前後（右）

法，アクリル固定ガター法，形状記憶合金プレート法，超弾性ワイヤー法などがある．これらの治療方法を選択する際，爪の彎曲の有無を重要視すべきである．爪自体に彎曲がある場合は，矯正力のある金属製の器具を用いた治療法を選択する必要があるので，超弾性ワイヤー法とVHO法などが有効な治療手段となる．この2法を比較すると，超弾性ワイヤー法の問題点は，爪が充分に伸びた症例にしか施術できない点，爪の先端に施術するため交換頻度が多くなる，超弾性ワイヤー装着部の爪が割れたり，反り返って矯正されることがある，ワイヤーの両端が皮膚に食い込むことがある，などである．一方，VHO法は，爪の中央部分で矯正するため，爪を切り過ぎている深爪の場合（図3）も施術ができ，中央部分に装着するので，爪が伸びて付け替えを行う間隔が3〜4カ月間あり，頻回の交換を必要としない．強力に締め上げたうえで，ジェルで固定するので外れることがきわめて少ないなどのメリットがある．

VHO 法施術のコツ

VHO法施術の際に最も技術面で難しいと思われる点は，爪の横にワイヤーを上手く引っ掛けられるかどうかである．施術を必要とする陥入爪は，通常よりも食い込んでいるため，狭いスペースにワイヤーを滑り込ませて引っ掛けるのが難しい．ポイントは，陥入している爪の辺縁の角質を十分に除去して爪縁を露出させることである．陥入した爪縁には角質が溜まっていることが多く，ゾッペルゾンデやイングロツールで，十分に搔爬する．2点

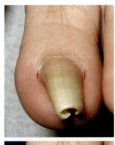
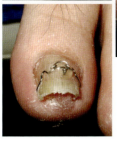
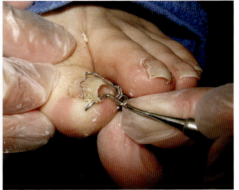

図4 爪が肥厚したトランペット型の巻き爪
グラインダーで，爪を薄く削り，ゾッペルゾンデで，爪縁の角質を十分に除去して爪縁を露出させてワイヤーを引っ掛ける．ゾッペルゾンデで爪を広げながら巻き上げると，より広げることができる．

目は，食い込みが激しい部分にワイヤーを入れる場合に，ワイヤーを長くしすぎないことである．長すぎると，挿入時に，ワイヤーに十分な力が加わらないため，やや短かめにすると引っ掛けやすくなる．爪が肥厚して硬い爪の場合は，肥厚した彎曲部分の爪をグラインダーで薄く削ることと，0.4 mmの太い巻き上げワイヤーを使用すると矯正力が増す（図4）．

ピットフォール

　VHO法を行う際，側爪郭に炎症性肉芽組織が形成されている場合は，注意が必要である．この形成部位が，爪の先端部分であれば，VHO法を中央部分に施術し，その後に肉芽組織に食い込んでいる先端の爪を斜めに切ってしまえば，肉芽組織の発生原因の爪がなくなり改善が望める[4]（図5）．しかし，肉芽組織が爪の中央部分に形成されている場合は，ワイヤーが刺激となって，肉芽組織の増生を引き起こすので避けるべきである．この場合は，肉芽組織のある場所を避けて，爪の前後にVHO法を施術するか，フェノール法手術を選択する．

　拇趾以外の小さい爪に施術する場合，通常サイズのワイヤーでは大きすぎ

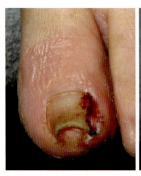
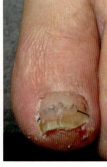

図5 炎症性肉芽組織の発生した症例
中央部分にVHO法を施術した後に,肉芽組織に食い込んでいる先端の爪を斜めに切ると,肉芽組織の発生原因の爪がなくなり改善が望める.

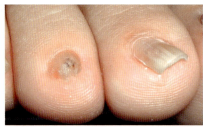
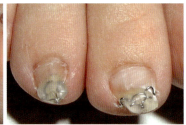
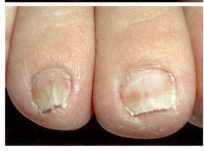

図6 拇趾以外の小さい爪へのVHO法施術前後
小さいタイプのkinderspangeで施術を行う.

て施術ができないため,予め小さいタイプのkinderspangeを準備する必要がある[5](図6).

その他の巻き爪矯正ワイヤー

　VHO法以外に,下記の矯正ワイヤーがある.簡便ではあるが,矯正力はVHO法が勝る.

① ポドフィックス（podo fix®）

ワイヤー付き樹脂プレートを接着剤で爪に固定し，ワイヤーを巻き上げて矯正する．

② コンビペド（COMBI ped®）

ワイヤー付き樹脂を爪縁に引っ掛けて，接着剤で樹脂を爪に固定して矯正する．

③ 3TO プラス（3TO PLUS＋®）

バネ加工されたワイヤーを爪縁に引っ掛けて，中央で固定して矯正する．

文献

1) Scholz N. 陥入爪に対する VHO 式処置法―VHO 式爪矯正シュパンゲによる保存的治療―. MB Derma. 2004; 87: 15-23.
2) 河合修三. 陥入爪・巻き爪に対する新しいワイヤー矯正法―VHO 式治療―. エキスパートナース. 2004; 20: 25-7.
3) 河合修三. 陥入爪, 巻爪: VHO 式爪矯正法. In: 宮地良樹, 他編. いますぐできる外来皮膚外科・美容皮膚科のスキル. 1 版. 東京: 中山書店; 2006. p.57-66.
4) 河合修三. 陥入爪「足の拇趾爪周囲が腫れて疼痛のため歩けない」. In: 宮地良樹, 編. 外来皮膚科 ER 最前線. 1 版. 東京: メディカルレビュー社; 2011. p.222-6.
5) 河合修三. 陥入爪の治療方針を概説してください. 皮膚臨床. 2011; 53: 1576-84.

【河合修三】

2. 巻き爪に対するマチワイヤ（超弾性ワイヤー）を用いた治療

巻き爪とは？

　なぜ爪が巻くのか？　と問われることがある．「爪はもともと巻く性質があるが，歩行や物の把持を行うことによって平らに保たれる[1]」と考えると説明がつく．つまり，手指や足趾の指腹から，爪に正常な圧迫力が加わらなくなると曲率を増すのである（図1）．寝たきり患者の足趾の爪が巻くことは広く知られている．片麻痺患者の麻痺側[2]，外傷を受けた四肢，重度外反母趾で回内変形のある母趾の爪，指（趾）尖より長く伸ばした手や足の爪は曲率を増す．重労働従業者の手の爪は事務作業従事者よりも平らであるという報告[3]もある．入院や手術のため歩かなくなったことがきっかけで爪が巻き始めたという患者も多い．爪が巻き，痛みを生じることによって足趾に力が入らなくなり，母趾に力を入れずに歩くことによってさらに爪が曲率を増すという悪循環に陥る．

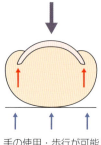
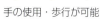
手の使用・歩行が可能

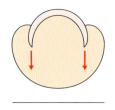
麻痺，長期臥床，疼痛回避などで手が使えない，正常な歩行ができない

図1 把持，歩行などによる指（趾）腹からの圧力による影響
通常に使用できる手の爪，歩行できる足の爪は，指（趾）腹から伝達する外力によって平らに保たれるが，疼痛や廃用などにより圧力がかからなくなった爪は曲率を増す．

マチワイヤ

マチワイヤ（多摩メディカル．以下ワイヤーと略）とは，ニッケルとチタンの合金で表面に酸化防止の被膜加工が加えられているワイヤーで，爪の形態を改善するための医療機器である．超弾性を有しており，曲げる力を加えても元に戻るという性質をもつ．爪の先端の両端に注射針などで穴をあけ，その穴にワイヤーを通すとワイヤーが直線化する力で彎曲している爪が平らになるという治療方法である．0.25 mm から 0.6 mm まで 0.05 mm 刻みで8 種類あり，爪の厚さや硬さに応じてサイズを選択する．

●特徴

非常に簡便な方法であり，爪の厚さや巻きの程度に応じて刺入部位やサイズを使い分けることで，薄い爪から厚い爪，巻きの弱い爪から強い爪までどのようなタイプの変形にも使用できる．また，足のみでなく手の爪にも使用できる．ワイヤーによる治療は足趾の先端よりも爪を長く伸ばしていないとできないということが最大の欠点とされていたが，足趾の先端と同じ長さがあればほとんどの場合可能である．使用する器具も特殊なものは必要なく，講習やライセンスも不要であり，すぐに治療をスタートすることができる．爪表面に貼り付けるものよりも強い矯正力をもつ．また，矯正用ワイヤーを爪の形に合わせて曲げたり加工したり，またレジンなどで固定したりする手間もなく，治療に要する時間も短時間ですむという利点がある．

●治療方法

爪を伸ばした状態から治療を始めると，次の入れ替えまでにさらに爪が伸び，靴下にひっかかる，靴に当たるなどの訴えが多くなり患者の受容度が格段に低くなる．まず爪を足趾の先端の長さに合わせてスクウェアオフにカットし，爪の端から注射針の先端を爪甲裏に当て，ツイストして穴をあける．2つの穴にワイヤーを通し，なるべく短くワイヤーをニッパーでカットする（図2）．穴に医療用接着剤（アロンアルファ® A「三共」）を塗布して治療は終了である．爪が短い場合も，爪の角からゾンデなどをもちいて皮膚を少し押して剥離することにより針の刺入点を作ることが可能である．爪と皮膚の間に隙間を作り，そこに針を差し込み，先端で爪の裏から穴をあける．針で穴をあけやすい方向とワイヤーを通して矯正をかけたい方向が違う場合は，

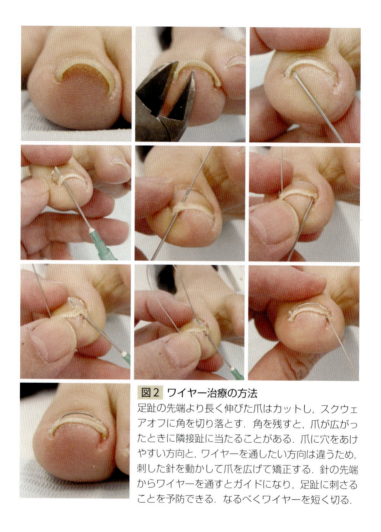

図2 ワイヤー治療の方法
足趾の先端より長く伸びた爪はカットし，スクウェアオフに角を切り落とす．角を残すと，爪が広がったときに隣接趾に当たることがある．爪に穴をあけやすい方向と，ワイヤーを通したい方向は違うため，刺した針を動かして爪を広げて矯正する．針の先端からワイヤーを通すとガイドになり，足趾に刺さることを予防できる．なるべくワイヤーを短く切る．

　針を動かして爪の表面に出た針穴にワイヤーを通すとガイドになり，足趾の皮膚にワイヤーが刺さることを防ぐことができる（図3）．
　成人の母趾の巻き爪を矯正するには，通常は 0.45 mm を使用し，やや薄い爪には 0.4 mm，厚めの爪には 0.5 mm 以上を用いる．若年者は 0.4 mm，陥入爪で爪が脆くなっている場合は 0.35 mm 以下を使用することもある．爪が割れたり，過矯正を起こしたりすることを予防するため，ワイヤーのサイズ

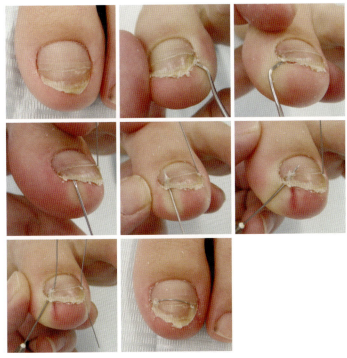

図3 短い爪にワイヤーを入れる方法
足趾の先端から出ていない，短い爪でも慎重に爪の端を持ち上げると針が入れられるスペースを作ることができる．足趾の皮膚に刺さらないように慎重に爪甲に穴をあける．針をガイドにするのは同様である．

選択に迷ったときには細いほうを選択するほうが結果が良い．一気に爪の形態を矯正するのではなく，盆栽のように徐々に形を変えていくことを目標としたほうがよい．

　筆者は爪に穴をあける針の太さを，爪の厚さによって変えている．かなり薄い爪には23 G，薄い爪には22 G，やや厚い爪は21 G，厚い爪には20 G，と使い分けている．また，23 G針には0.25〜0.35 mm，22 G針には0.4 mm，21 G針には0.45と0.5 mm，20 G針には0.55と0.6 mmのワイヤーがちょうど通る（図4）．慣れと感覚的な問題だが，注射針とワイヤーの太さはうまく連動しているように筆者は感じている．薄い爪に太い針で穴をあけようと

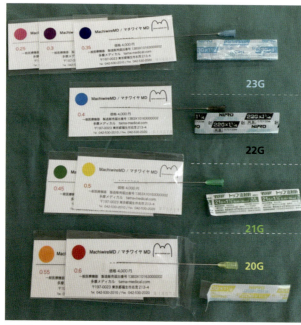

図4 マチワイヤの太さと使い分け，適合する針のゲージ
爪治療にはワイヤーの太さの選択が非常に重要である．注射針で爪に穴をあける際に，無理なく行えるゲージとワイヤーの太さはよく一致している．迷ったときは細めのワイヤーを使うほうがよい．

すると割れるし，厚い爪に細い針で穴をあけようとしてもなかなかあかない．無理なく爪に穴があけられ，その針が通った状態で爪に矯正をかけ，うまく爪が広がるようであれば，その針と中を通るワイヤーのサイズが適切であると考える．

　爪の端からワイヤーの端が外に出ないように留意し，爪の表側のワイヤーをなるべく爪に沿うように引っ張り，反対側のワイヤーをニッパーで切る．片側に肉芽があるような場合は，健常な皮膚の側でワイヤーを切るように刺入の際の方向を工夫する．ワイヤーによって爪が矯正されると，徐々にワイヤーがまっすぐになり，爪の端からワイヤーが飛び出てくることがある．「ワイヤーが出てくるのは爪が矯正され，治療効果によるもので，爪に問題が起きたわけでも治療の失敗でもない」ということを患者に伝えておくこと

が必要である．はみ出たワイヤーは患者自身でニッパーでカットすることが可能であるが，爪切りで切ろうとすると爪切りの刃が損傷してしまう．また，爪が欠けたり，ぶつけたりの何らかの原因によってワイヤーの片方の端が外れると，ワイヤーがぴんと立ってしまい，危険である．この際はペンチやプライヤーなど何かワイヤーを把持できるものがあれば，そのまま引っぱれば除去できるということも初診時に伝える．ワイヤー1本で，母趾の爪4〜5枚に使用可能である．

治療期間

　ワイヤー治療を始めてから徐々に爪の形は改善していく（図5）．初診から再診までの間隔は，約1カ月半から2カ月ほどとなる．初回は爪の形の矯正がかなり進んでワイヤーがはみ出ることもあるので，予約制の外来であれば約1カ月〜1カ月半先に予約を入れておくとよい．その後は爪の伸びる速度によっても違うが，約1カ月半〜2カ月ごとに来院する患者が多い．

　治療にかかる期間は患者によって大きく違う．爪の厚さ，巻きの程度，患者の要望などにより変わってくる．爪が厚い人，巻きの程度が強い人は矯正に時間がかかる．通常成人の爪は根元から先端まで伸びるのに1年半を要する．そのため，かなり曲率が高く根元まで巻いているような爪では，全体の形が正常化するためには1年半〜2年ほどかかることもある．また，かなり長期間にわたって曲率が高い状態が続いていると，皮膚や爪床自体も変形を起こしていることがあり，この場合は長期にわたってワイヤーを入れておく必要がある．爪が巻いていても「痛みさえ治まればよい」と1回治療をしたらしばらく来院せず，1年ごとはおろか数年ごとに来院する患者もいる．逆に爪の形が正常化しても，以前巻いていたときの痛みが起きることが恐怖で，ずっとワイヤーを入れて治療を継続することを希望する患者もいる．「ワイヤーが入っていたほうが安心」という患者はかなり多くいるが，「巻いていても痛くなければ平気」という患者も多い．それぞれの患者の心理，要望をくみとり，治療にあたることが重要である．

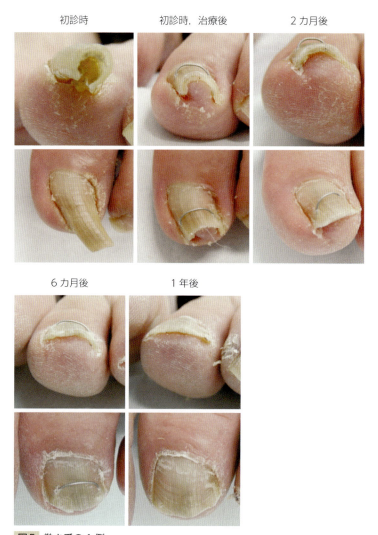

図5 巻き爪の1例
54歳糖尿病女性．巻き爪は爪を伸ばしたほうがよいと思って伸ばしていた．爪をカットし，0.45 mm ワイヤーで治療を開始した．爪の根元まで徐々に広がっている．1年で治療を終了した．

再発について

　「ワイヤー治療は中止すると再発するので意味がない」という意見を耳にすることがある．しかし，爪の形が完全に平らにならなくても，ワイヤーが入っているだけで爪が足趾に食い込むことが原因の痛みは消失する．ワイヤーを通したその日からほとんどの患者で痛みが楽になるため，患者の満足度は高い．もともと爪は巻く性質があるものだと考えると，ワイヤー矯正を中止することにより再度巻くことは当然であり，なんの不思議もない．治療後に痛みが消えて母趾に力を入れて歩けるようになるためか，巻かなくなる患者も多い．実際に，一度だけで治療を終了する患者もある．「再発」といっても悪性腫瘍の「再発」などとは違うため，再度ワイヤーを通せばよいだけである．巻き爪が治った患者に「また巻いてきたらどうしたらよいですか？」と訊かれたとき，「また通せばよいのでは？」と答えると驚かれるが，すぐに納得してもらえる．

　食事制限や運動で体重を減らしてもリバウンドする可能性があるなら，減量にトライすることは無駄であろうか？　髪の毛を切ってもまた伸びてくるので切っても無駄だからと伸ばしっぱなしにするだろうか？　近視患者が眼鏡をかけると見えるが外すと見えない，ということを理由にすべての患者にレーシック手術を勧めるであろうか？　薬を飲んでも効果が切れれば意味がないから投薬をしないであろうか？　否，目的の効果が得られるまで治療は継続されるべきである．ワイヤーによる治療を否定することは，全ての保存的治療を否定することにつながると考える．

　炎症性肉芽を伴わない単なる巻き爪に対しても両脇を切る手術を行う医師もいるが，残った爪はまた巻いてくることは自明の理である．巻き爪の原因は爪床や末節骨の変形にあるとして，爪床や末節骨にいたる手術を勧める術者もいるが，それらは巻き爪の「結果」であって「原因」ではないと考える．でなければ，筒状やそれ以上に巻く「の」の字のような形になった爪変形の説明がつかない．爪甲，爪床，爪母を切除する手術はただ単に爪の幅を狭くするだけであり，かえって醜状を呈したり，母趾に力が入らなくなったりするためけっして行ってはならない．巻き爪に対する爪郭爪母形成術は禁忌であると考える．

■おわりに

爪は小さな部位で軽視されがちな器官であるが，知覚が鋭敏な四肢先端に存在するため，いったん変形が起きると日常生活に大きな支障が起きる．足趾の爪に異常があると転倒リスクが2.3倍に高まるという[4]．実際，巻き爪を治療すると「歩きやすくなった」，「転ばなくなった」という報告を受けることがよくあり，それから発展して「旅ができた」，「体重が減った」，「血糖値が下がった」など，歩行機能のみならず日常生活が改善したという喜びの声は多く聞く．皮膚科，外科，形成外科，整形外科など各科にわたって患者が受診するが，しかしどの科も爪変形に関しては専門とはいえない．爪治療に関しては整容，歩行機能などを重視して治療にあたれる医師が増えることが望ましいと考える．

■文献

1) Sano H, Ogawa R. Clinical evidence for the relationship between nail configuration and mechanical forces. Plast Reconstr Surg Glob Open. 2014; 2: e115.
2) Sano H, Ogawa R. Role of mechanical forces in hand nail configuration asymmetry in hemiplegia: an analysis for 400 thumb nails. Dermatology. 2013; 226: 315-8.
3) Sano H, Shionoya K, Ogawa R. Impact of mechanical forces on finger nail curvature: an analysis of the impact of different occupations on 332 finger nails. Dermatol Surgery. 2014; 40: 441-5.
4) 山下和彦，野本洋平，梅沢　淳，他．高齢者の足部・足爪異常による転倒への影響．電学論C．2004; 124: 2057-63.

【塩之谷　香】

3. 人工爪による治療[1]

　よく陥入爪と間違われているが，巻き爪は爪甲に外方からの力が加わって，爪甲が縦軸に向かって彎曲する疾患なので，履物による影響が大きい．陥入爪の原因は深爪である．爪の切りかたが不適切で爪甲側縁に棘を残すこともあるが，やはり深爪となっている．陥入爪を治療するには，爪甲側縁を含めて爪甲を指・趾先端まで長くすればよいことになる．

● 材料

　歯科で用いられているアクリル樹脂粉末とアクリル樹脂液，プライマーを購入する．その他に小筆（水彩画用の筆がよい）と小筆に付いたアクリル樹

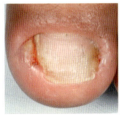

術前，1％キシロカイン®で伝達麻酔をする．

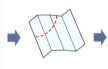

X線フィルムを折り曲げたもの．点線に沿って鋏でフィルムを切り取る．

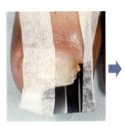

X線フィルムを挿入し，固定し，アクリル樹脂混合物を爪甲上からX線フィルム上に塗布する．

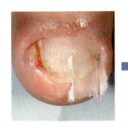

固定X線フィルム除去．

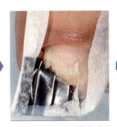

反対側に同じ操作を繰り返す．

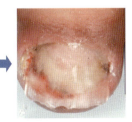

人工爪完成．

図1　アクリル人工爪の作製法

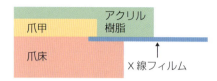

ポイント：X線フィルムは爪甲下面に挿入する．
　　　　あまり奥まで入れないようにする． 　**図2** 人工爪装着時の横断面

脂混合物を除去するのにアセトンが必要である．廃棄するX線フィルム，スライド・ガラス，紙絆創膏を用意する．

●**方法**

　① 1％リドカインを用いて趾基部で伝達麻酔を行う．② 小さく切ったX線フィルムを折り曲げて，1側の側爪溝に沿って挿入し，爪甲側縁下面に入れ，紙絆創膏で固定する．③ スライド・ガラス上にアクリル樹脂粉末を少量置いて，アクリル樹脂液を含ませた小筆をアクリル樹脂粉末に接触させると，小筆の先にアクリル樹脂混合物ができる．④ 爪甲表面からX線フィルム上にアクリル樹脂混合物を塗布し，アクリル人工爪を作製する．⑤ 数分すればアクリル樹脂混合物は硬化する．⑥ X線フィルムを除去する．⑦ 反対側の側爪溝に同様の操作を行う．⑧ アクリル人工爪が完成すると形を整えて終了である（図1，2）．

●**人工爪装着後の注意**

　アクリル人工爪は外力の作用（衝撃）に弱いので，物に当てないようにする．通常の生活では剝がれないが，走ったり，跳んだりすると剝がれやすいので，禁止する．剝がれ堕ちた場合は再度装着する．

●**文献**

　1）東　禹彦．爪　基礎から臨床まで．2版．東京: 金原出版; 2016. p.153-6.

【東　禹彦】

4. 陥入爪の保存的治療法
―アンカーテーピング法，アクリル固定ガター法と補助的療法について

■概説

　陥入爪とは爪の角や，先端，側縁が，周囲軟部組織（爪郭）に食い込み，疼痛，炎症，感染，化膿，肉芽組織形成などを起こしたものを総称する．その本態は爪の辺縁を凶器とする機械的な異物反応であり，陥入爪の治療はガター法とアンカーテーピング法の単独あるいは併用により，機械的に簡単，確実に治療可能である[1~4]．アンカーテーピング法[1,3,4]はテープさえあれば，医師のみならず，誰にでもできる簡単で有効な治療法といえる．

■陥入爪と巻き爪の違いについて

　陥入爪は爪が突き刺す病気，巻き爪は横から爪に挟まれる病気（挟み爪）である．

■爪甲とメカノレセプターの働き

　正常な大きさの爪甲は歩行時の下からの圧力・床反力から爪甲下すべての組織を保護している[5]．爪甲は通常，指趾の丸みに沿って自然にカーブ（曲線）し，歩行時，踏み込む圧力と床反力によるアイロン効果で，爪を平らにし，健常なカーブが保たれている．一方，足の裏，特に拇趾の裏には多数のメカノレセプター（固有感覚受容器）があり，地表の情報を全身に伝えて，歩行や姿勢などの身体バランスを整え[6]，また，後述するように爪甲の彎曲にも関与する．

■陥入爪の原因

　主な原因は深爪など，誤った爪切りや爪折れである（図1）．不適切な履物などで，二次的に悪化する．足の変形や，薬剤などが関与する場合におい

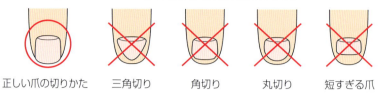

1. 誤った爪の切りかた（患者自身，両親，介護者，医療関係者，医師による）

正しい爪の切りかた　　三角切り　　角切り　　丸切り　　短すぎる爪

2. 爪折れ，爪割れ，爪外傷
3. 足に合わない靴や履物の着用
4. 足趾や足の変形，老化，スポーツ，労働，薬剤など

図1　陥入爪の主な原因

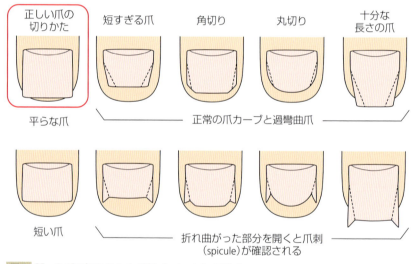

図2　誤った爪の切りかたと爪刺（spicule）の形成

ても，最初の原因の大多数は誤った爪の切りかたで，さらに巻き爪があると爪刺を残しやすく，陥入爪になりやすい（図1, 2）．

陥入爪の発症機序

　誤った爪切りにより残された爪刺や爪の角が，歩行による圧力で容易に爪郭を突き刺し，疼痛，炎症，感染，肉芽組織形成，爪郭肥大などの異物反応

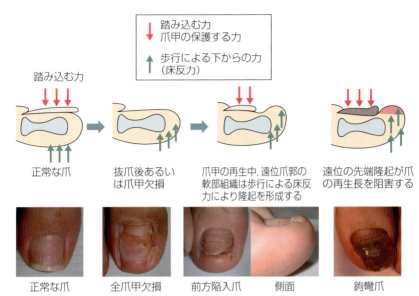

図3 指趾先端の隆起と陥入爪/鉤彎爪の発生機序
(東　禹彦, 他. 皮膚. 1988; 30: 620-5[5])より改変)

を生じる（図2）．また，生じた爪欠損部の爪郭は歩行時の床反力で隆起し，爪刺や爪の角が爪郭を容易に突き刺す（図3）．

巻き爪の原因と発症機序

主に先の尖った窮屈な靴や履物による横からの圧迫による．一方，爪の角を切ってしまうと，踏み込んだときに，前述のメカノレセプターが働き，痛いという感覚に対し，予防的に強く踏み込まないという制御が生じ[6]，その結果床反力も減少し，アイロン効果も減り，爪は彎曲度を増して巻き爪を生じる．外反母趾など，足，足趾の変形，老化，運動不足，麻痺性疾患など，歩行不足により，さらに爪は彎曲すると考える．

陥入爪の治療

治療の原則はきわめて単純，異物反応を回避し，凶器である爪辺縁，爪刺を避けて爪郭を保護し，爪を正常な再生に導くことである．治療機序は，ガ

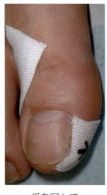
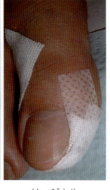

図4 基本のテーピング
39歳，男性．

爪を囲んで
テーピング

サージカル
テープで固定

ター法は爪刺や爪辺縁を丸いプラスチックチューブで包み［図6（後出）］，テーピングはテープの牽引力により，爪辺縁から爪郭を引き離すことにより（図4, 5），爪郭を保護し，異物反応を防ぐ．また，アンカーテーピング法[2〜4]はテープを2重，3重，時に4重にすることにより，牽引力・圧迫力・固定力を増強し，病巣を包むことにより，滲出液や肉芽組織のある症例にも有効である．巻き爪，細菌感染・爪真菌症などを伴う症例では後述する各種，有効な補助的療法を適宜，柔軟に併用・応用する．

アンカーテーピング法（図4, 5）

●基本のテーピング

　幅1〜1.5 cm，長さ約5〜8 cm（症例に応じ適宜）の布製の弾性絆創膏（ニチバン Elastopore® など）を異物となる爪の先端，爪刺，爪側縁が存在する位置で，爪の辺縁を囲むように，テープのずれを考慮して，爪の上から周囲の皮膚にテープを置き，テープのもう一端を爪辺縁から爪郭を引き離すように引き，途中，力をゆるめて，足趾，手指の腹側に，循環障害をきたさぬように螺旋状に貼る．さらに貼ったテープの上から，サージカルテープ（3M micropore® など）でずれないように，さらに引っぱるように，皮膚に固定する（アンカーテープ）（図4, 5）．

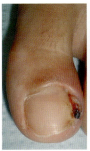 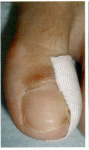 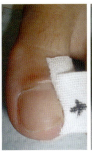 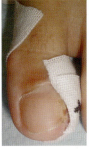

治療前　　　肉芽組織の上に　アンカーテープ　貼ったテープを
　　　　　　縦にアンカー　　の上に通常の　　肉芽組織の裏に
　　　　　　テープを置く．　テーピングを行　押し込むように
　　　　　　　　　　　　　　う．　　　　　　し，テープの断端
　　　　　　　　　　　　　　　　　　　　　　が爪の下か，近い
　　　　　　　　　　　　　　　　　　　　　　ところに置く．

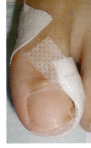 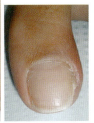

サージカルテー　1カ月後
プで固定する．　肉芽組織・炎症
　　　　　　　　の消失．

図5 アンカーテーピング法　　13歳，男性．

● アンカーテーピング法（滲出液，肉芽組織などの重症例にも適応）

　まず，幅1〜1.5 cm，長さ約3 cm（適宜応用）のテープを爪側縁，爪辺縁に平行して，病巣・肉芽組織の上に，ずれることを考慮し，大きく被せて縦に貼り土台を作る（アンカーテープ）．そのテープの上に，前述した基本のテーピングを行う（図5）．テープの端は，肉芽組織の内側（爪側）に，テープを押し込むようにし，爪の辺縁に近づけて貼る．爪や病巣の状態に応じ

て，テープの幅・長さ・方向・本数・貼る時間帯など適宜応用を加える．

[留意点]
① 交差・1周して貼らない（ターニケット効果の予防）．
② 近接2関節に貼らない（運動障害の予防）．患者さんには，テーピングの方法を指導し，効果を確認しながら患者自身が毎日施行する．

▌アクリル固定ガター法（図6，7）

ガター法（図6）とは，縦に切れ目を入れた点滴チューブなどを爪側縁に沿って挿入・固定する副木法の一種である（図6）[1~4]．アクリル固定ガター法は（図7），アクリル樹脂（人工爪用・歯科用）を用いた接着・固定力が強固な，最も有効な治療法である[1~4]．サージカルテープ，医療用糊や糸による固定も応用可能．

麻酔は適宜行う．麻酔剤注射の疼痛緩和のためには，2％メピバカイン（カルボカイン®）に重炭酸水素ナトリウム（メイロン®）を30％添加して酸性度を減弱したものを，30~27Gの細い注射針で，0.3~0.5 mLをゆっくり注入する遠位翼状ブロック（図6）を行い，残りの液で，続けて局所浸潤麻酔することをすすめる[3,4]．

用いる材料は，点滴用チューブなど，アクリル粉とアクリル液，プライマー・アクリル糊（歯科材料や人工爪用などのアクリル樹脂．人工爪用で無臭のものがよい．Clarite® O.P.I. 社など），小筆，酒精綿．

● アクリル樹脂の用法

筆先をアクリル液にわずかに浸し，次にアクリル粉に触れ，筆先にアクリル混合体を作り，ガター法の接着や人工爪に用いる[1,3,4]（図7）．

● 方法（図7）

長さ約1.5~2 cmの点滴用チューブなど（塩化ビニール製など）を，先端を斜めに切り，縦に切れ目を入れる（図6）．主に麻酔下に，陥入した爪の先端あるいは爪刺をモスキート鉗子で持ち上げて露出，爪床より爪外側縁を剥離する．次に前述のチューブを爪側縁に沿わせて挿入する．爪の上のチューブの内外に，前述のアクリル樹脂を塗り，接着固定し，約10分の常温重合・硬化後，プラスチック用ニッパーで切り整える．爪甲先端部・爪刺

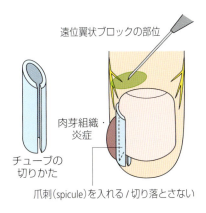

図6 ガター法とプラスチックチューブの切りかた

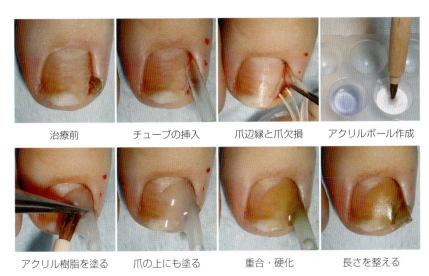

図7 アクリル固定ガター法　45歳，女性．

は絶対に切り落とさずにチューブに入れる（図6, 7）．多くの症例では，即座に疼痛は軽減し，数日，1〜数週で，肉芽組織は消失する．重症例ではテーピングの併用がより効果的である．ガターは炎症が消褪後（約2週〜3カ月）テーピングに変更する．脱落しそうな時は，同樹脂や医療用糊®，紙テープなどで補強し，再挿入も簡単である．水に長時間つけることはすすめない．

アンカーテーピング法やガター法の補助的治療法[3,4]

爪アイロン[3,4]はモスキート鉗子の上の片刃のみを熱して，爪の角を持ち上げて掴み，爪を平らにし，液体窒素で冷却固定する．さらに脱脂綿やソフラチュール®などのパッキング法も，補助的に併用するとよい．巻き爪の挟む痛みには，40%尿素軟膏の夜間ODT[3,4]により爪は彎曲度を軽減し疼痛は緩和する．巻き爪，爪彎曲度矯正装置[3,4]には，B/S Spange®[3,4]，形状記憶合金の超弾性ワイヤ®[3,4]や爪クリップ[3,4]などがありテーピングと併用する．細菌感染を伴う場合には，抗菌薬の経口あるいは局所投与をし，外用剤はテーピング完了後，爪と爪郭の隙間に細い綿棒で塗る．その他，肉芽組織にステロイドの局注，外用，電気・レーザーやMohs' Pasteなどの焼灼術などがある[3,4]．

陥入爪の再発予防と患者教育

陥入爪の治癒後，炎症の消失後も，運動や歩行時には脆弱な爪甲と爪郭保護のため，数カ月間，テーピングの続行をすすめる．患者さんに陥入爪の成因や治療の機序を説明し，また，両親，小児，一般人などに爪の正しい切りかたや適切な靴や履物の選びかたなど，陥入爪の予防的教育が重要だと考える．

●注意

陥入爪は爪辺縁が原因，爪母に罪はない！

●予防

正しい爪の切りかたと適切な履物の選択．

●コツ

ガター法でチューブに入れる爪刺は，支柱になるので絶対切らずに残す．テーピングはずれることを予め念頭に置き，計算して最初に貼る部分を決める．状態に応じよく観察し，よく考えて工夫することが重要である．

●ピットフォール

一時的な除痛目的の爪の角切り・斜め切りは重症化・遷延化を招く．

●禁忌

フェノール法など，爪母を破壊する侵襲的，非可逆的治療は，不必要かつ

有害な過剰治療である！　術者は知らないが，侵襲的治療は術後十数年を経過して，変形・疼痛・歩行困難などの後遺症をきたすことになる[2].

文献

1) 新井裕子, 新井健男, 中嶋　弘, 他. 陥入爪の簡単な保存的治療法―アクリル固定ガター法, 人工爪法, テーピングを中心に. 臨皮. 2003; 57, 増刊 No.5: 110-9.
2) 新井裕子, 新井健男. 陥入爪患者には保存的療法をすすめる―侵襲的手術はもう止めよう！ Visual Dermatology. 2008; 7: 1052-4.
3) 新井裕子, 新井健男, Haneke E. 簡単な『陥入爪』と『巻き爪』の治療法―アクリル固定ガター法, アンカーテーピング法, 人工爪法, 各種ネイルブレイスを中心に. 高知市医誌. 2011; 16: 37-56.
4) 新井裕子, 新井健男. 陥入爪の保存的治療: いかなる場合も保存的治療のみで, 外科的処置は不適と考える立場から. In: 安木良博, 田村敦志, 編. カラーアトラス　爪の診療実践ガイド. 1版. 東京: 全日本病院出版会; 2016. p.115-30.
5) 東　禹彦, 松村雅示. 鉤彎爪の発症機序と原因（付: 陥入爪の原因）. 皮膚. 1988; 30: 620-5.
6) 井原秀俊. 足底メカノレセプター関節トレーニング. 2版. 東京: 協同医書出版社; 2006. p.91-5.

【新井裕子, 新井健男】

5. 手術療法

はじめに

　陥入爪とは，爪が横方向に彎曲して爪側縁が爪溝内に刺入し，炎症反応，肉芽形成，爪郭部の肥厚を引き起こした状態である．また，治療法が異なることから，陥入爪が高度に彎曲したものを巻き爪とよんでいる．炎症の原因となっている爪の皮膚への食い込みを除去しない限り，疼痛や滲出液を伴った感染は持続して日常生活に支障をきたすようになる．なお，その治療に際しては，炎症の原因となっている爪変形の保存的あるいは外科的治療の実施だけにとどまらず，疼痛と感染のコントロール，さらには，爪が変形し陥入するに至った原因の除去も同時に行う[1,2]．

手術療法の適応

　前項までの1から4で示した保存的治療では痛みが取れず，日常生活に支障をきたすようであれば手術の適応となるが，末梢動脈疾患［PAD: 閉塞性動脈硬化症（ASO）などを含めた末梢性動脈疾患の総称であり，厳密にはASOのほかにもバージャー病や急性動脈閉塞症などが含まれるが，圧倒的にASOが多いため，ASOの同義語として用いられている］をもつ患者などでは血行に不安があるため注意を要する．例えば，術前の患趾X線で造影していないのに足趾の動脈が投影されるようであれば，動脈硬化はかなり強いので保存的治療を選択したほうが無難である[1~5]．

　糖尿病は禁忌ではないが，術後の創傷治癒が遅延したり感染リスクが増加するおそれがあるため，治療前に血糖が十分にコントロールされていることを確認する[1~5]．例えば，空腹時血糖とHbA1cはそれぞれ120 mg/dL以下，6.5%以下であることが望ましい．

●メモ

　患者には，術前に入浴をすすめ患部を清潔にしてから来院してもらうか，来院後（術直前）に足浴を行う．局所麻酔はキシロカイン®注射液1%（エピネフリンなし）を用いた足趾神経ブロックとする．また，浸潤麻酔が効く

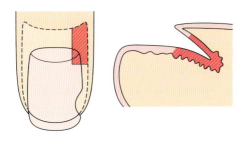

図1 フェノール法
斜線部はフェノールで腐蝕する部位を示す.

までの時間を稼ぐため,通常とは順序が異なるが,麻酔した後に手洗い,次いで術野の消毒を行う.

●注意

ネラトンカテーテルもしくはゴム手袋を用いて駆血するが,時間は15分以内に留めるほうが無難である.また,PADを有する患者では,足趾基部の駆血による壊死を回避するため,局所麻酔であってもタニケットによる大腿での駆血を選択するが,動脈硬化が強い患者ではかえってうっ血帯となる.

観血的手技

a. 中等症例に対して

蛋白凝固作用を利用して爪母細胞を化学的に焼灼するフェノール法がよい適応となる[3~5](図1, 2).

●メモ

液状フェノール(2.8~3.3 W/V%)を細めの綿棒に浸し,ガーゼを用いて余分な液を充分に拭き取った後,爪郭部に向けて挿入し綿棒をまわしながら爪母を腐蝕する.また,圧抵時間は5秒程度とし,綿棒を換えながら同様の操作を約20回繰り返す.その後,注射器に用意しておいた無水エタノールでフェノールを十分に洗い流す.

●注意

フェノールでは余分な出血があると効果が減弱するので,抜爪後の出血をよく拭き取る.また,余分なフェノールは周囲組織の化学熱傷を引き起こし,創傷治癒を遅延させるのみならず,爪床部を伝って中央に向け浸透して爪融解症をきたすことがあるので注意する.

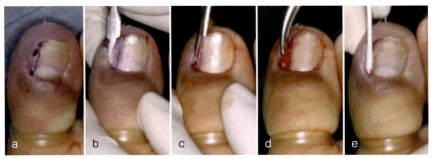

図2 フェノール法の実際（立花隆夫．陥入爪，爪囲炎による痛み．In: 菊池臣一，編．下腿・足の痛み．東京：南江堂；2012．p.209-16[3]）より一部改変）
a）切除線は変形して陥入している爪を含めるが，切除する正常爪はできるだけ最小限に留める．
b）骨膜剥離子を用いて爪甲を爪母から愛護的に剥離する．
c）剪刀を用いて爪を縦方向に平行に切断する．
d）ペアンを用いて抜爪する．
e）綿棒を用いてフェノールで爪母を腐蝕する．

b．重症例に対して

　代表的な手術には，病変部の爪甲側縁，爪母，爪床，側爪郭のみならず側骨間靱帯を含め楔形に一塊として切除する鬼塚法（図3）と，側骨間靱帯を残して病変部の爪母を切除する児島法（図4）がある[1~5]．また，後者には，側縁の陥入が軽度なものが適応となるI法と，陥入が高度もしくは側爪郭に化膿性肉芽腫を伴うものが適応となり側爪郭まで皮切を加えるII法とがある．

● メモ
　両者の違いは側骨間靱帯も含めて切除するか温存するかである．

● 注意
　鬼塚法では，爪母は中枢側に近づくにしたがって扇状に拡がるため，切開線のデザインは中枢側に近づくにしたがって趾の外側に斜にカーブを加える．また，側爪郭が爪甲の下に位置するようマットレス縫合する．
　児島法では，術後に爪変形を生じることは少ないが，その分手術手技は繁雑となる．

c．巻き爪に対して

　保存的手技では痛みが取れず，日常生活に困るようであれば手術適応とな

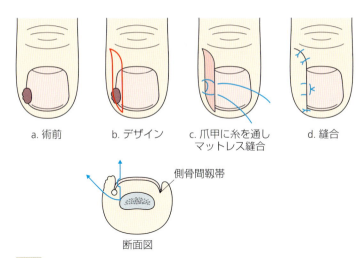

図3 鬼塚式陥入爪根治術
（鬼塚卓弥．陥入爪　形成外科手術書．第2版．東京：南江堂；1969. p.1005-7 より一部改変）

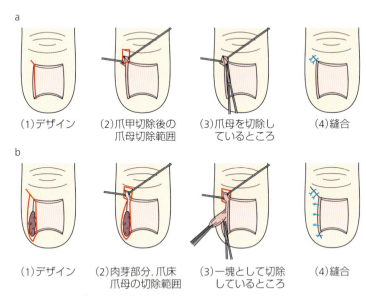

図4 児島式陥入爪根治術（児島忠雄，長野哲也，平川正彦．われわれの陥入爪の手術法．形成外科．1982; 25: 515-24 より一部改変）
a) Ⅰ法，b) Ⅱ法

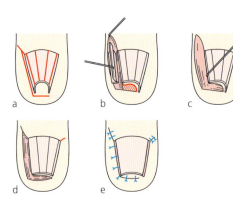

図5 児島式巻き爪根治術（児島忠雄, 二宮邦稔. 巻爪. 形成外科. 1994; 37（増刊号）: s329-32 より一部改変）

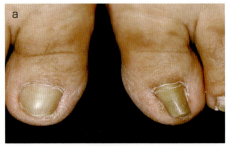

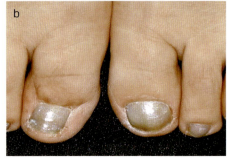

図6 左第1趾に児島式巻き爪根治術を施行した47歳, 女性の左第1趾（立花隆夫. 陥入爪, 巻爪：観血的治療. In 宮地良樹, 他編. いますぐできる外来皮膚外科・美容皮膚科のスキル. 東京：中山書店; 2006. p.67-75[1] より引用）
a）術前，b）術後10カ月
なお, 右第1趾には鬼塚式陥入爪根治術を施行した.

る．また，彎曲した爪甲を分割し側爪郭から爪甲遊離端にかけてL型切開を加えた後に爪床・骨膜皮弁として挙上し，彎曲した爪床を平坦にするとともに刺入している爪母を切除する児島らの方法（図5, 6）などが行われる[1〜5]．

● メモ

児島らの方法では，爪甲を抜爪せずにできるだけ温存することが大切で，

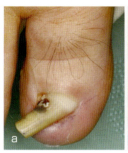 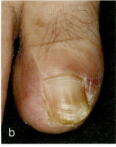

図7 鬼塚式陥入爪根治術後に爪変形を生じた52歳, 女性の右第1趾に, 児島式巻き爪根治術を応用した修正術を施行した（立花隆夫. Orthopaedics. 2007; 20: 33-8[2] より引用）
a) 術前, b) 術後10カ月

たとえ抜爪した状態となっても除去せずそのままにしておく．そのほうが，圧迫包帯を巻く場合に拡げた爪床を圧迫する効果があり，爪甲を抜去した場合に比し術後の疼痛も少ない．なお，1回の手技で完治するのは2/3程度で，約30％に再発がみられることを，患者には前もって説明しておく．

おわりに

最近は保存的治療対処が可能なことが多く，フェノール法，さらには鬼塚法，児島法などの適応症例は少なくなっているものの，爪変形に対しその術式が活用できるなど習得しておきたい手技のひとつであるのは間違いない[2]（図7）．

文献

1) 立花隆夫．陥入爪, 巻爪: 観血的治療. In: 宮地良樹, 立花隆夫, 田村敦志, 編. いますぐできる外来皮膚外科・美容皮膚科のスキル. 東京: 中山書店; 2006. p.67-75.
2) 立花隆夫．陥入爪の治療（1）外科的治療. Orthopaedics. 2007; 20: 33-8.
3) 立花隆夫．陥入爪, 爪囲炎による痛み. In: 菊池臣一, 編. 下腿・足の痛み. 東京: 南江堂; 2012. p.209-16.
4) 立花隆夫．女性の巻き爪, 陥入爪とは？ In: 宮地良樹, 編. 女性の皮膚トラブルFAQ. 東京: 診断と治療社; 2012. p.312-9.
5) 立花隆夫．陥入爪の治療. In: 五十嵐敦之, 宮地良樹, 清水宏, 編. 皮膚科サブスペシャリティーシリーズ 1冊でわかる最新皮膚科治療. 東京: 文光堂; 2013. p.246-8.

【立花隆夫】

6. 陥入爪治療
―爪床・爪母を温存した手術法を含めて

■はじめに

　陥入爪とは，爪の曲率の程度にかかわらず爪縁が足趾の皮膚にくいこんで（陥入して）炎症を起こしている状態と考える．どの文献をみても，「巻き爪」，「陥入爪」の差異ははっきり記載されていない．両者は別の病態であるが，しばしば混同された治療方法が行われている．英文表記では「ingrown toenail」となっているが，「巻いて」いるのか，「食い込んで」いるのかを見きわめ，「巻き」と「食い込み」それぞれに対処する手段をもたないと爪病変は治癒させることはできない．曲率が高ければ平らに，食い込みがあればそれを解除し，欠損があれば補うなど，患者自身の本来の爪の形に近づける努力をすることが治療の第一前提である．

■なぜ陥入爪が起きるか？

　爪が食い込んで炎症を起こす陥入爪は，若年者，特に若い男性に多い．巻き爪が高齢女性に多いのと対照的である．発症のきっかけは「深爪」，「外傷」，「靴による刺激」が多い．深爪をして爪の角ができて食い込んだ，他人に踏まれるなどで傷ができた，足趾に靴が当たって爪が刺さった，などである．非衛生的な状況の細菌感染が原因であれば，爪の形態いかんにかかわらず発症するはずである．また，高齢で入浴がままならないような患者が多いはずであるがそうではない．陥入爪は爪が薄く，刃物のように刺さりやすい若年者に多い疾患である．感染ではなく爪によって足趾の皮膚が傷つくことが陥入爪の発端であることを強調したい．

■肉芽はなぜできる

　皮膚に爪が刺さって創傷ができたことに対して，創傷治癒機転が働くことにより滲出液が産生される．この滲出液を「感染による膿」と判断し，抗菌薬の軟膏や経口投与を行う医師が多いが，まったく意味がない．細菌が感染

したことが原因ではなく爪の食い込みが原因であるので，これを解除しないことには治癒しない．傷ついた皮膚から滲出液が出続けると，これが肉芽を形成する．爪縁にガター法[1]（Tubing）を行うと，次回受診時にチューブの中に肉芽ができていることがある．これは，滲出液がチューブの中に入り込み，そこでコラーゲン線維などが成熟していったものと思われる．検査によって細菌が検出されることもあるが，これはほとんどが黄色ブドウ球菌などの皮膚常在菌である．肉芽の表面に「colonization」であって「infection」ではない[2]．書籍や文献には「感染性肉芽」と記載されていることが多い[3]が，これは誤りである．増殖している肉芽の組織像では炎症所見はみられるものの，感染に特有な細菌像，好中球の集簇や貪食像，また組織の壊死などはみられない．細菌感染が原因であれば組織を破壊するため，爪周囲の足趾の皮膚・皮下組織は損壊・萎縮・壊死するはずであるが，実際には皮下組織・皮膚が増大していくのは，創傷治癒機転が働いているためである．

　現在，熱傷や褥瘡などの創傷治癒機転は広く知られることとなり，滲出液は治癒に向かうための生体反応ということが常識化しているが，陥入爪の肉芽や滲出液はいまだに「感染」としてとらえられているのはなぜだろうか．このことが本来の病態に対する適切な対応を遅らせている．「ばい菌がついているから」と患者に説明し，抗菌薬の外用薬を塗布させると浸軟して爪が脆くなり，さらに爪の割れや欠損を招き，その角が刺さるという悪循環を呈する．内服の抗菌薬処方により下痢などの副作用，またカンジダなどの菌交代現象を生じることもあり，不要な抗菌薬の投与は耐性菌の発生を招く可能性があるため控えるべきである．当院では陥入爪に伴う肉芽に対して一切抗菌薬の処方は行っていないが，ほぼ全例治癒していることからも，「細菌感染が原因で肉芽ができているのではない」ということも強調しておきたい．

▌陥入爪の治療方法

　筆者は爪病変の治療にあたり，「患者の本来の爪の形に戻すこと」を目標としている．「巻き爪」の項にも記載したが，母趾に正常な荷重ができなければ爪は曲率を増す．陥入爪の炎症のために疼痛を生ずれば，母趾に力が入らずに曲率を増してくるのは当然の理である．爪が曲率を増しているうえに

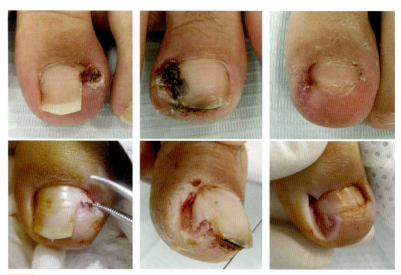

図1 前医で部分切除後に消毒,レーザー,抗菌薬処方などの治療を受けていた例.いずれも爪の食い込みが炎症を引き起こしていると考えられる.

　食い込んで炎症が起きている陥入爪は最も治療が困難な状態であるが,それぞれの病態の全てに対応していく必要がある.

　爪が食い込んでいるからと爪の角を切り落とす部分切除も広く行われているが,一時的に炎症が治まっても爪が伸びてくればまた皮膚に食い込み再発する.他院で部分切除を受けた後の爪が爪棘をつくり,その部分が食い込んで炎症を起こしている例は枚挙にいとまがない(図1).炎症が再燃するとそのたびに肉芽ができ,その肉芽が上皮化するにつれ皮膚が腫大し,また爪が食い込みやすくなる.炎症を起こした後の皮膚は脆弱で傷つきやすく,容易にまた何らかのきっかけで炎症を起こす.遷延すればするほど足趾は腫大し,靴にも当たりやすくなって治癒が遅くなる.炎症が持続すると皮膚の色素沈着も起きてくる.

　従来,炎症性肉芽に対して行われてきたステロイド外用,冷凍凝固法やレーザー法は肉芽を縮小する作用はあるかもしれないが,「爪の食い込みを解除する」までには至らない.爪の食い込みという「原因」に対処せず,炎症性肉芽という「結果」に対しての治療を行っていても治癒しない.

靴に対して留意することも必要である．先の細いパンプスをはじめ，学校指定靴のいわゆるローファーや，支給の安全靴などが原因になることもしばしばある．靴紐をゆるめて履いてかえって前滑りしている場合や，大きすぎる靴を履いて正常な歩行ができていないこともあり指導が必要なことが多い．

「マチワイヤ」による爪の形態の矯正は陥入爪治療においても非常に有益である．曲率が高くなっている爪を正常化するために必要であるが，爪の曲率がそれほど高くなくても疼痛が軽減することが多い．ワイヤが爪の曲率を変えることによって，皮膚とそれまで対峙していた側爪郭の位置が変わり，炎症が沈静化するのかも知れない．実際に陥入爪の治療にあたって，爪の曲率が改善しもはや矯正は必要ないのでは？　と思われる患者の多くが超弾性ワイヤー治療の継続を希望する．「入っていたほうが痛くない」，「ワイヤー治療を継続したい」という患者が多い．

炎症が軽度の場合

滲出液が出ている程度で肉芽がほとんど形成されていない場合，爪の形態を確認し，側爪郭に刺さっていないかを確認する．炎症が軽度の場合は食い込みを改善するためにコットンパッキング，テーピングは有用なこともある．しかし肉芽ができていると滲出液のためにテープは貼りつきにくくなる．ただ爪の角に綿球を詰めるだけではなく，爪周囲にコットンを充填する方法もある[4]．

爪が欠損している場合

前医で深く切られた場合や，炎症を起こして浸軟している爪に抗菌薬の軟膏を塗布していた場合などに，大きく爪が欠損している場合がある．可能であれば人工爪（レジン，ジェルネイル）などで補修し，爪の形態を補うことが望ましい（図2）．角をそのまま放置しているとそこからまた肉芽が増大する．

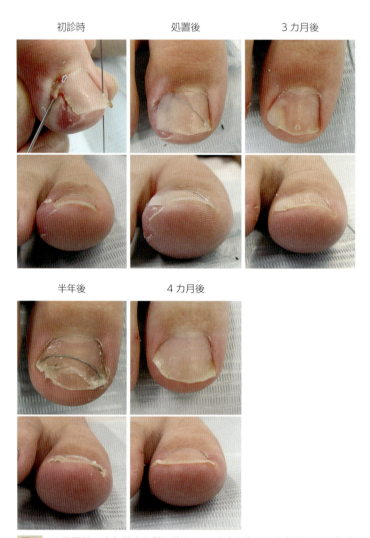

図2 15歳男性．半年前より靴に当たって疼痛を生じ，皮膚科で2回部分切除を受けて抗菌薬の外用を続けていたが治癒せず来院．爪棘が潜っており，元の形に近づけるため人工爪を作製した．

炎症性肉芽ができている場合

　爪縁にガター法を行う．筆者は静脈用翼付針のチューブをカットして縦に切り込みを入れて使っているが，本法に用いるための製品も存在する（マチガター，多摩メディカル）．爪縁に沿ってチューブを差し込み，肉芽と爪の間を離すようにする．チューブの下から注射針を刺し，爪甲に穴をあけて糸を上から通す．針を抜いて糸を引き出し，爪とチューブを縫合固定する．愛護的に行えば伝達麻酔なしで行うことも可能である．肉芽に対しては表面に硝酸銀の水溶液を塗布すると，痂皮化して脱落して縮小していく．

炎症性肉芽が大きくなっている場合

　炎症が長く続くと肉芽は腫大化し，ひどい場合は爪の表面を覆うほどになる．また，炎症が治まった肉芽部位は上皮化して皮膚となり，足趾そのものが肥大化する．肉芽の切除，ガター法，硝酸銀処置をくり返し行って治癒する場合もあるが，足趾の皮膚までが肥大している場合は肉芽とともに切除をし，形成術を行うことによって治療期間を短縮することが可能である．従来の陥入爪に対する外科的治療は，フェノール法や鬼塚法・児島法に代表される，爪母に侵襲を加えて爪甲の幅を狭くする方法であった．爪母を切除すると側爪郭での爪甲と皮膚の連続性が失われ，爪が細くなるだけでなく爪の永続的な変形や醜状を呈することがしばしばある．また残った爪が巻いてきて手術を受けたにもかかわらず痛みや変形に悩まされる患者も多い（図3）．手術的加療を受けた患者は再発を機に前医から転医する場合が多く[5]，医師は自分の行った治療についての結果を知らない可能性も高い．

陥入爪の新しい手術方法の実際

　足趾伝達麻酔下に行う．側爪郭に沿って切開し，肉芽と余剰皮膚のみを紡錘状に切除する．肉芽を除去しても腫脹した皮膚は浮腫状になっており，これも切除する．前述のごとく爪の端にガター法（Tubing）を行う．爪甲に注射針を用いて穴をあけ，4-0針付きナイロンを用いて鬼塚法に準じてマットレス縫合する．爪が薄い場合は穴をあけなくても直接針が通ることもある．爪の下に皮膚を引き込むため，これだけで爪の曲率が改善する場合もある

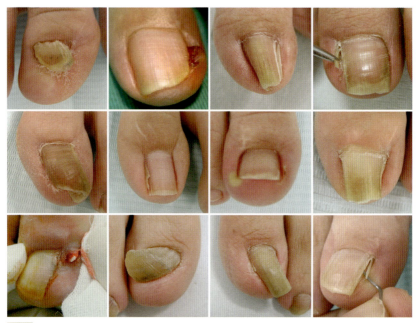

図3 爪床爪母形成術の術後変形例

（図4）．2週間ほどで抜糸を行う．炎症が長期にわたっていた場合は肉芽がすぐに治まらない場合もあるが，必要に応じてガター法，硝酸銀塗布をくり返す．来院前に長期に強い炎症を起こしていた例では沈静化に期間を要することがある．早くて1カ月から半年でほとんどの症例で治癒が見込める（図5）．

おわりに

くり返すが，陥入爪の病態は爪が皮膚に刺さることによる刺激で炎症を起こした状態である．感染によるものとみなして治療を行うことは理にかなっていない．また，漫然と保存的治療を続けることで，炎症が遷延し疼痛や滲出液に悩まされている患者も多い．爪母にいたる操作は，生涯の変形を起こすおそれがあるため行うべきではない．それぞれの爪の病態に合わせ，患者本来の爪の形態に戻す治療を心がけるべきである．

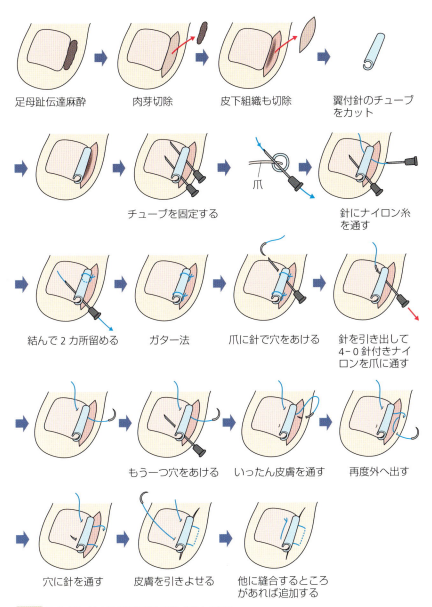

図4 陥入爪に対する側爪郭形成術（塩之谷法）

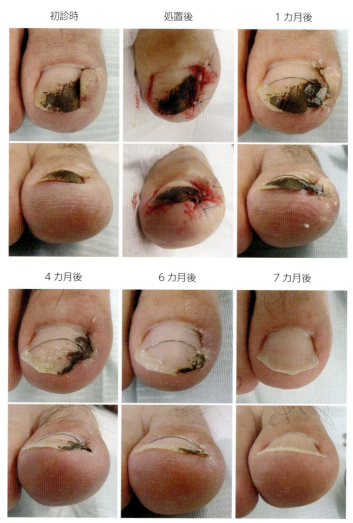

図5 28歳男性．5年前から他院で部分切除・軟膏処置・硝酸銀による治療を受けており，改善しないため来院．肉芽切除および側爪郭形成術，ガター法を施行．爪が伸びるとともに炎症も沈静化し，7カ月で治療を終了した．

文献

1) Wallace WA, Milne DD, Andrew T. Gutter treatment for ingrowing toenails. Br Med J. 1979; 2: 168-71.
2) 夏井　睦. これからの創傷治療. 東京: 医学書院; 2003.　p.82.
3) Kline A, DPM. Onychocryptosis: a simple classification system. The Foot & Ankle Journal. 2008; 1: 6.
4) 長谷川徳男. 陥入爪・巻爪に対する"コットン充填固着法"の紹介. 靴の医学. 2011; 24: 82-5.
5) 菅野百合, 福本恵三. 陥入爪の治療: 外科的治療. PEPARS.　2014; 86: 21-7.

【塩之谷　香】

7. 巻き爪・陥入爪治療総括

　巻き爪，陥入爪は，爪疾患の中で爪白癬とともにもっともよく遭遇する疾患と思われる．爪白癬に関しては優れた薬剤が開発されてきていて治療効果に期待できるようになっているが，巻き爪，陥入爪に関してはまだまだ治療に苦慮することも多い．そしてさまざまな治療法があるため，その選択に悩むこともあるだろう．そのため，いろいろな治療法について，爪治療のエキスパートの先生方に原稿を書いていただいた．それぞれの先生方に多少の意見の相違はあるが，それはそのまま掲載している．

　Heifetz の陥入爪の病期分類では，第1期: 炎症による軽度の発赤と腫脹がみられる急性炎症期，第2期: 発赤が増強し滲出液を伴う時期，第3期: 慢性炎症で強い発赤と腫脹がみられ，易出血性で悪臭がある肉芽が形成される肉芽形成期，に分類される[1]．

　私が研修医だった頃（平成2［1990］年頃）には，鬼塚法や児島法などの爪母にまで侵襲を加える手術療法が主流であった．かなり軽症の陥入爪にもこのような手術療法を行っていたように記憶している．その後，東先生がアクリル人工爪による保存的治療を推奨され，手術療法より侵襲の少ないフェノール法が注目されてきて，この2つの方法も筆者自身がよく施行していた．そして，巻き爪タイプの陥入爪にワイヤー療法（VHO法，超弾性ワイヤー法）が行われるようになり，その他の保存的療法もさかんになってきた．

　第1期の状態であれば，テーピング法とコットンパッキングなどの簡単な保存的療法で十分である．第2期の状態でも，人工爪やガター法などで根気よく治療すれば治癒を見込める．そのため軽症の陥入爪には安易に手術療法は施行しないようになってきた．しかし，第3期の肉芽形成がかなり高度で，保存的治療では治癒に時間を要するような症例に対し，手術療法が選択肢に入ってくる．この手術療法の是非については意見が分かれてきている．

　手術肯定派の考えかたは，保存的治療では難治性の症例に関しては手術療法が適応であるというもので，手術否定派の考えかたは，手術療法は爪母を

傷害するため爪幅が狭くなるという問題があり，さらには術後に年月を重ねると新たな爪変形を起こす可能性があるため行うべきではない，という意見である．

過去に筆者は，陥入爪に対して鬼塚法や児島法，またフェノール法による治療を数多く行ってきた．しかし，術後のトラブルでそれらの患者を再診したことはない．その反面，他施設で同様の手術を受けた後に新たな変形を起こした患者が，私の外来を受診することは数多くあった．このことはどう解釈すればよいのだろうか？

私以外の術者の手術では頻繁に術後トラブルが起こり，私の施行した陥入爪手術では術後トラブルを起こした患者はいなかったのであろうか？　しかし，常識的に考えれば術後トラブルが起こった時には，患者は手術をしてもらった医師とは別の医師の元に診察を求めているのではないだろうか．そのため，手術を行った医師は陥入爪手術の術後成績はよいと判断し，保存的治療を推奨している医師のところには術後トラブルを起こした患者が集まるため，手術療法に否定的な意見をもつようになる，ということではないだろうか．

術後トラブルであるが，よくあるのは爪棘の発生である．爪母の外側を完全に切除もしくは腐食させたつもりがわずかに残存し，棘状の爪が側爪郭のあたりにできてくることがある．これは不十分な切除であり，術者の技量の問題と考えられる．もしくは側爪郭の組織が崩れ，爪母外側の完全切除が確認しづらい症例も存在するであろう．他には術後数年してから新たな爪変形が発生することがある．いろいろなケースがあるが，爪甲が縦方向に彎曲してくる変形，遠位爪郭が隆起するために爪甲が埋もれたようになる場合，爪甲が片側に彎曲するような変形などがある．これは手術手技が悪いから起こるのか，それとも爪母に侵襲が加えられた爪はなんらかのコンディションにより変形が起こってくるのかは定かではない．また何年くらいで変形が起こるのかもさまざまなようである．巻き爪の場合は，爪幅が狭くなった状態から新たに筒状の彎曲が起こったりすることが多いようである．

ここ数年は私も手術には否定的な考えをもって，保存的治療をできるだけ推奨してきた．ところがここのところ手術を受けてから長期間良い経過をた

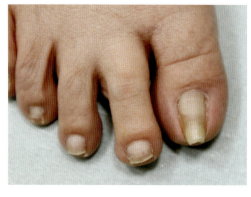

図1 症例1
50歳代女性．20歳代に巻き爪に対して手術を受けたが，その後20年以上は正常な爪であったとのことだった．1年前に膝の手術を行って，十分に歩けない期間があったところ，巻き爪になってきた．

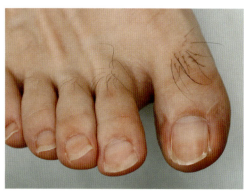

図2 症例2
40歳代男性．18年前に陥入爪手術を受け，術後経過良好である．

どっている患者を診る機会があり，多少の意見の変化が出てきた．以下に4症例について説明する．

症例1は50歳代女性で，20歳代に巻き爪に対して爪横の爪母を取るような手術（詳細は不明）を受けたが，その後20年以上は正常な爪であったとのことだった．ところが1年前に膝の手術を行って，十分に歩けない期間があったところ，巻き爪になってきた患者である（図1）．新たに変形が起こったということで，術後トラブルありと考えてもよいが，20年間は術後経過良好であったとの解釈もできる．

症例2は40歳代男性で，18年前に爪母の部分まで切除したとのことで（傷跡より判断して児島法であろうか），術後経過良好である（図2）．

症例3は30歳代男性で3年前に陥入爪手術（おそらくフェノール法）を

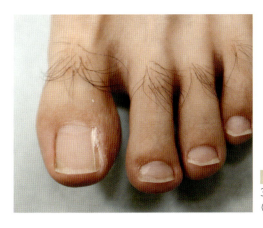

図3 症例3
30歳代男性．3年前に陥入爪手術（おそらくフェノール法）を施行した．

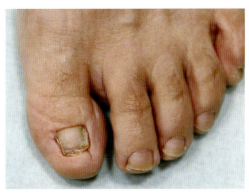

図4 症例4
60歳代女性．20年前に陥入爪手術を受けて5年くらいで変形が起こってきた．側爪郭や遠位爪郭が盛り上がり，相対的に爪甲が埋もれている状態である．

施行したとのことであるが，2年経ってから内側にわずかに痛みを感じるとのことである（図3）．比較的術後経過は良いほうだと思えるが，わずかに爪甲側縁に変形を認め，今後の観察が必要である．

　症例4は，60歳代女性で，20年前に陥入爪手術を受けて5年くらいで変形が起こってきたとのことである．側爪郭や遠位爪郭が盛り上がり，相対的に爪甲が埋もれている状態である（図4）．この状態では爪甲が趾腹からの圧力を受け止めていないように思える．

　これらの患者は別の疾患の治療のために受診し，たまたま術後の経過を診ることができた患者たちであるが，爪母を切除する手術で経過の良い症例もあれば，変形を生じている症例もある．

経過が良いか悪いかの差はどこで起こるのか？　それは術者の技術の問題なのか？　もしくは術後のケアの問題なのか？　そして術後の変形が起こる確率はどのくらいなのか？　これらの問題は，患者が術後トラブルの後に手術を受けた施設ではなく別の施設を受診していることが多いなら，正確にはわからないであろう．そのため手術療法の予後について，術後トラブルの成因や，起こる平均期間，確率などを調査することは困難であると思われる．

　ここからは推論になるが，術後に経過が良いかどうかは，術後の爪甲が趾腹からの力を十分受け止めることができているかどうかにかかっているのではないだろうか．症例1の場合は，20年間は爪母に侵襲が加えられた手術をしたにもかかわらず経過はよく，膝の手術をしたときに，巻き爪が進行したとのことである．歩行により趾腹から圧力がかかっていると爪が彎曲することはなかったが，膝の手術で歩行できなかったことで巻き爪が進行したとするなら，術後に十分趾先に体重をかけて歩行できていれば，爪甲変形は起こらないのかもしれない．もちろんこれは推測に過ぎず，この考えかたが正しいかどうかもわからず，他の要因により術後経過が決定されるのかもしれない．

　陥入爪手術を全て否定することはできないが，陥入爪に対し手術療法を考慮する場合は，ある程度の確率で爪の新たな変形が起こることを認識し，術後フォローを十分に長い期間行うべきだと考えられる．

　45～8ページでは塩之谷先生が提示した，新しい手術法が掲載されているが，この方法では爪母を切除することなく施行できている．術後経過であるが，良好であると聞いている．この術式については爪母に侵襲が加わっていないので，長期の術後経過に期待できる方法だと思われる．今後いっそうの経過フォローをお願いして報告を待ちたい．

文献

1) Heifetz, CJ. Ingrown toe-nail. Am J Surg. 1937; 38: 298-315.

【是枝　哲】

3 爪と靴（履物）

はじめに

　爪の形態や性状には靴をはじめとする履物が大きく影響することは疑いのない事実である．例えば足趾先端に余裕のない靴を履いて長時間歩くことにより爪下血腫ができたり，陥入爪を起こしたりすることはしばしばある．また，女性に多い第5趾外側の二枚爪も先の細いパンプスなどの靴の影響による皮膚の角質化（鶏眼）が原因である．爪の肥厚，縞状の変形なども履物が原因と考えられることが多い．本章では爪の変形を診たとき，どのような要因があるのかを知って患者に指導するためのきっかけにしていただければと思う．

陥入爪

　爪の端が食い込んで炎症を起こしている状態である．陥入爪治療の項にも記載したが，発症要因は外的要因（外傷，深爪，小さな靴）が多い．踏まれた，ぶつけたなどの外傷や深爪をしてしまった場合には自覚があるが，靴が小さかったということを自覚していないこともある．特に女性は自分の足の形よりも先端の細い靴を履いていても，その圧迫について気づいていなかったり，我慢してしまっていたりする．リンパ浮腫に対する治療用の着圧ストッキングで発症した症例もあった．

　私立中学校・高校で学校の通学用に指定されることの多いローファーで足・爪を傷めて来院する女子学生は多い（図1）．高校の入学式の帰りに陥入爪になったという患者もいる．足の形は多種多様であるのに，1種類の型でサイズだけ違う靴では足に合わない学生はしばしばおり，外反母趾などの痛みや変形に悩まされている．同一規格の靴を強要することは人権侵害と考える．

JCOPY 498-06366

55

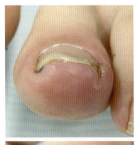
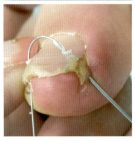
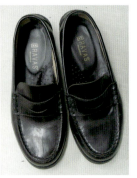

図1 16歳女性．高校に入学してローファーを履くようになって痛みが発生．爪の角が食い込んでいた．ワイヤー治療を行った．

巻き爪

　靴が母趾の皮膚を圧迫し，爪をも圧迫しているのではないかと考えられる症例はしばしばある（図2）．しかし，陥入爪に比し，直接靴が原因となっていると考えられる症例はあまり多くない．靴による圧迫が直接の原因となって曲率が上昇するというよりも，巻き爪の項に記載したように「痛みのために足趾を浮かせて歩いているために巻き爪になる」ということが多いのではないかと考える．陥入爪による痛みもそのきっかけとなる．陥入爪による疼痛→母趾を浮かせて歩く→爪が曲率を増す，という図式である．

段になっている爪

　爪甲の表面に，白く縞が出ることがある．これは一時的に先端からの圧迫が加わり，爪の成長が阻害されるためと考えられる．軽い圧迫のため爪のダメージは少なく明らかな変形は起こさない（図3）．この症例は就職活動のために定期的にパンプスを履くことによって発生したので，就職が決まってからは白線は消失した．

　物理的に先端から強い圧迫が加わると，爪の根元に圧迫力がかかり，成長

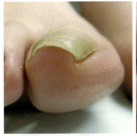
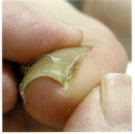
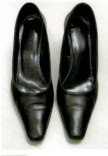
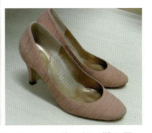

図2 40歳女性．普段からヒールの先の細い靴を履いている．爪の曲率は軽度であるが，母趾内側の皮膚が爪を押していることが明らかである．靴の指導をするも受け入れず，数年に一度ワイヤー治療を受けに来院する．

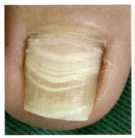
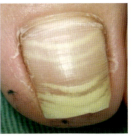

図3 22歳女性．爪に縞ができたと来院．就職活動のため定期的にパンプスを履くようになってからとのこと．就職が決まったので，爪の近位には白線はできなくなった．

3 爪と靴（履物）

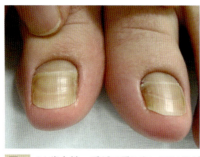
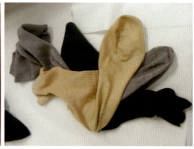

図4 44歳女性．爪が二重になっているが，靴による圧迫の原因が思い当たらなかった．シルクと木綿の靴下を最低でも3枚履く「冷え取り健康法」を始めたことが原因と判明した．

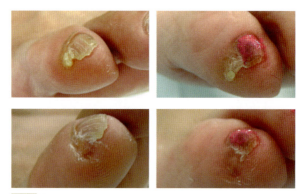

図5 「爪が二枚になっている」という症例である（上段）．いずれも鶏眼であり，削れば消失する（下段）．当たらない靴を履けばできなくなる．

が一時的に阻害される．このことによって爪が二重・三重になる場合がある．靴だけではなく，スリッパや重ね履きの靴下で圧迫されて発症することもある．圧迫力が弱いため患者の自覚が弱く原因として特定することが難しい場合もある（図4）．

V趾の二枚爪

　V趾の外側に爪が生えて二枚爪になっている，または疼痛があるという訴えで来院する患者がときどきいる（図5）．大抵は女性で，先端の細い靴を

履いている．これは爪ではなく，鶏眼である．元々の爪の外側から二枚目の爪と思われている部分を削ることによって消失する．これが爪ではないという傍証には，これを除去しても爪床は露出せず，正常な皮膚が出現する．また，圧迫されないような形状の靴に変更すればできなくなる．しかし，靴の指導を行っても従わず，数カ月すると削ってほしいと再来することも多い．

爪下血腫

爪下血腫は踏まれた・物を落としたなどで発症するが，靴による圧迫が原因になることも多い．母趾に発生することが多いが，足趾の形状により他の趾に発生することもある．圧迫の程度が小さいと痛みが少なく，靴下を脱いで足をみて初めて気がつくこともある．この際は血腫の量も少なく爪が変色する程度であり，爪が伸びるとともに足趾の先端側に移動して生えかわる．しかし外力が強く血腫の量が多いと疼痛が強く，発症早期に来院する．この際は太めの注射針を錐揉み状に使って爪甲に穴をあけ，血腫を排出する治療を行う．治療が遅れると爪甲が脱落することがあり，この場合は爪が生えかわるまでフォローが必要となる（後述）．スポーツではサッカーや陸上競技などのスパイク，スキーやスノーボードの靴，登山靴によるもの（特に下山時）などが多い（図6）．靴のサイズが小さい場合が多いが，足が靴の中で固定されておらず前滑りしたことが原因と考えられることも多い（図7）．

爪剥離後の治療

爪は末節骨に沿って生え，また末節骨を押さえて手指の掌側・足趾の底側からの圧力を有効に指・趾に伝える機能をもつ．爪がなくなってしまうと手指・足趾に力が入らないという患者の訴えは多い．爪がきちんと正常な状態で生えていることは非常に重要なことである．

爪刺・爪下血腫による脱落，抜爪処置などの後に新しく生えてきた爪の先端が足趾の先端まで伸びる間に，足趾先端の軟部組織の膨隆に阻害されて肥厚爪になったり，末節骨の骨性隆起を生じて爪甲鉤彎症を生じることもある．すると自分で爪を切ることが難しくなったり，肥厚して靴に当たって痛みを感じるようになる．治療が困難になり一生涯の変形を残すこともあるた

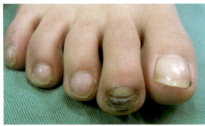
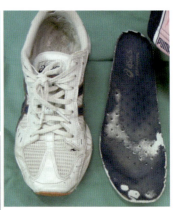
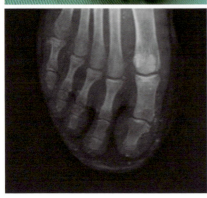

図6 16歳女性．高校の陸上部に入って，両足の爪下血腫を起こして来院．マレットトウ変形も起こしている．靴の踵は踏みつぶされ，靴ひもは結びっぱなしのうえ，サイズが小さい靴を履いていた．靴を履いて立ったときのX線像にて足趾の先端に余裕がない．走れば足趾は圧迫されるものと思われる．

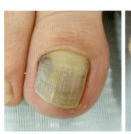
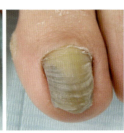
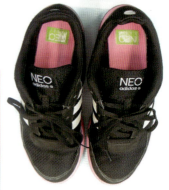

図7 46歳女性．靴は緩いほうが楽だと考えて紐を締めていないため，慢性的な圧迫が足趾と爪に加わり，軽度の爪下血腫による変色と，爪の横縞，母趾の鶏眼がみられる．

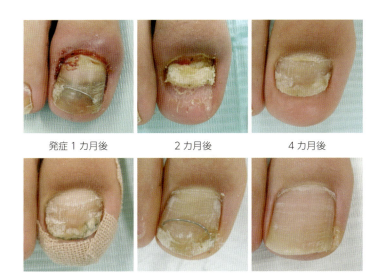

発症 1 カ月後　　　2 カ月後　　　4 カ月後

5 カ月後　　　1 年後　　　1 年半後

図8 症例はローファーにより足趾の先端からの圧迫が起き，爪が脱落した．その後の爪を生やすためにテーピング指導を行った．生えかわるまで 1 年半を要した．

め，新しい爪がきれいに伸びるよう，爪剝離後は直後よりケアを行ったほうがよい．テーピング指導や，爪の両端を皮膚より上に持ち上げるために，可能であればワイヤーによる矯正治療を行う（図8）．

　その他，靴とは直接関係はないが，足趾の骨の変形が爪の変形を起こす場合がある．

　稀にではあるが，爪下外骨腫という良性の骨腫瘍が巻き爪を起こす．先端からみると，巻いているというよりは爪が持ち上がっているようにみえる．単純X線にて骨隆起がみられるが，徐々に大きくなるため診断がつけば切除手術が必要である（図9）．

　また，先天的な骨形態が原因と思われるが，末節骨が背屈変形しているために爪が反っている症例である（図10）．

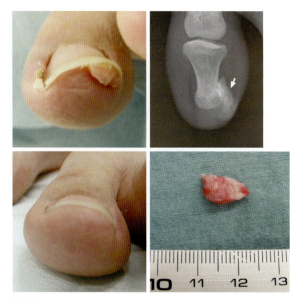

図9 16歳男性．巻き爪主訴に来院．片側が持ち上がる形であったため，X線撮影したところ爪下外骨腫が判明．摘出手術を行った．術後3カ月で爪は正常の形態になった．

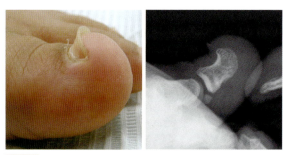

図10 爪が反っていることを主訴に来院した10歳女児．単純X線による母趾の側面像では，末節骨の異常背屈像がみられた．この変形の原因は不明であるが，母趾の爪はこの末節骨に沿って生えるための変形であると考えられる．

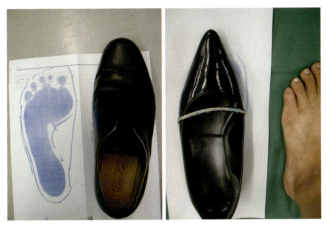

図11 左側は大きすぎる靴を履いている男性，右側は幅の狭すぎる靴を履いている女性の例である．

考察

　足と靴のサイズの不適合を診る方法としては靴を履いた状態でX線を撮影する方法がある．不可能な場合はいくつか別の方法がある．

① 靴の上から触診する方法

　靴を履いたまま，靴の先端から足趾を触ってみて直接爪と当たるようなら，歩行時に爪が靴に圧迫されている可能性は大きい．

② 靴から取り出したインソールと足を合わせてみる方法

　靴からインソールが取り出せるようであれば，足跡がどこについているかをみる．インソールの先端に足趾の跡が付いているようであれば，サイズが小さくて余裕がないか，靴のなかで足が前滑りしている（図6参照）．

③ 足部の形態と靴の形の比較

　裸足の状態で紙の上に立ち，足部のアウトラインをトレースする．足型と靴を比較し，サイズの差を推測する．女性は小さすぎる靴を履いていて爪を傷めていることが多いが，男性は痛みを避けるため大きすぎる靴を履いていることがしばしばある（図11）．靴が大きすぎる場合も踏み返しの位置が合わず，正しく歩くことができない．

いくら適切な形とサイズの靴でも，履きかたを誤ると意味のないことになる．目の前で患者に靴を着脱させ，普段の履きかたを観察するのもよい方法である．靴ひもが結ばれっぱなしで移動した形跡のない紐靴，踵を踏んづけて変形している靴，スリップオンの靴は足趾の先端が靴に当たっている可能性が高い．

適切なサイズと形の靴をきちんと着脱することを根気よく指導する．

┃おわりに

このように爪に与える履物の影響は大きいが，スリッパや靴下までもが原因となる場合もあり，患者にとってその自覚がないことも多い．適切な治療をしたとしても，履物が原因であった場合にそれを見過ごしていれば再発してしまう．苦労して治療しても，不適切な履物で再発してしまえば元の木阿弥となってしまい，治療者側も患者も一からやり直しという残念な結果を招いてしまう．

爪の治療は，治療者も患者も気長に根気よく行う必要がある．性急に結果を求めても得られない．履物についてもなぜこの靴ではいけないのか，この履きかたではいけないのかを納得してもらう必要がある．なかなか聞いてもらえないことも多いが，粘り強く指導を行う．

【塩之谷　香】

4 爪の切りかた，フットケア

爪の切りかた基礎知識（図1）

　理想の爪の形はスクウェアオフの状態とされ，爪の角を深く切り込んだり（深爪），先端部の白くなっている部分を全て切り落とし丸く仕上げたり，伸ばしすぎたりするのは適切ではない．深爪後には爪が皮膚に食い込んだ状態の陥入爪を，爪を伸ばしすぎると爪がロール状になる巻き爪を誘発してしまう．

爪切りに必要な基本手技（図2）

　それでは，実際の爪の切りかたに入る．足浴や入浴後の爪が湿って柔らか

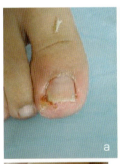
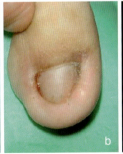
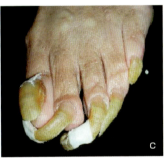
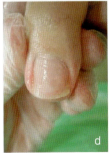

図1　さまざまな爪の切りかた
a）爪の角を深く切り込んで炎症をきたしている症例．
b）爪先の白くなっている部分を全て切り落として丸くすることをくり返したことにより炎症をきたしている症例．
c）爪を伸ばしすぎることにより，爪がロール状に前方および側方に向きを変え伸びてしまっている状態．
d）スクウェアオフ．爪を指先とほぼ同じ長さに真っ直ぐに切り，角を引っかからない程度に丸める．

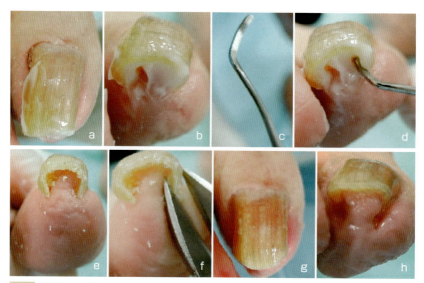

図2 爪切りの手順
a, b) 爪と爪周囲に尿素軟膏を塗る.
c, d, e) 先端がスプーン状になったゾンデ（紙製の耳かきでもOK）を用いて，爪の下に角質が詰まっている場合も角質を適度に取る.
f) 爪切りの刃が爪の下の皮膚を直接傷つけないように刃先が爪の下に安全に入っていることを確認しながら切り始める.
g, h) 両端の角1 mmぐらいは爪やすりなどで丸める. 爪を切った後に出血していないか確認する.

くなっている時間帯が爪切りに適している．それが難しい場合には，爪と爪周囲に尿素軟膏などを塗って爪を柔らかくして行うほうが安全に爪を切れる．爪が乾燥した状態で爪切りを行うと，爪が必要以上に欠けたり割れたりして深爪しやすいからである．また爪の下に角質が詰まっている場合も角質を適度に取って，爪切りの刃が爪の下の皮膚を直接傷つけないように刃先が爪の下に安全に入っていることを確認しながら切り始めよう．上から見ているだけでは爪甲先端の爪下皮が伸びているのに気づかず，傷をつけてしまうことが多々あるからだ（図3）．刃の形状が真っ直ぐな爪切りを使うほうが爪を安全に切れる．爪は真ん中から切り始めるのではなく端から2〜3 mmずつ真っ直ぐに切る．うまく真っ直ぐに切れた場合には，両端の角1 mmぐ

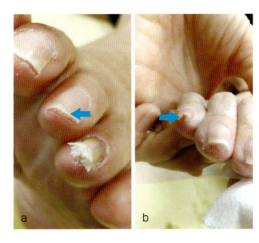

図3 出血に注意必要な爪切り
a) 爪を上方から見ているだけだと，爪下皮が先端に伸びていることを見落とすことがある．
b) 爪下皮を確認せずに爪切りを行うと，図のように傷つけて出血させてしまうことがある．

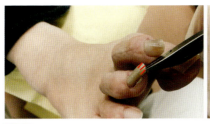 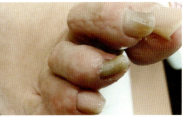

図4 肥厚爪の爪切り
肥厚した爪に対し縦方向にあらかじめ割線を入れておくと，爪を切りやすくなる．

らいは爪やすりなどで丸めるとよい．

さまざまな爪の爪切り

① 肥厚爪の爪切り

　グラインダーを所持している場合には，爪切りを入れる部位の爪を薄く削ってから切る方法が簡便だ．グラインダーがない場合には，縦方向にいくつか切れ目を入れてから，爪切りを行うと比較的簡単に切れる場合がある（図4）．

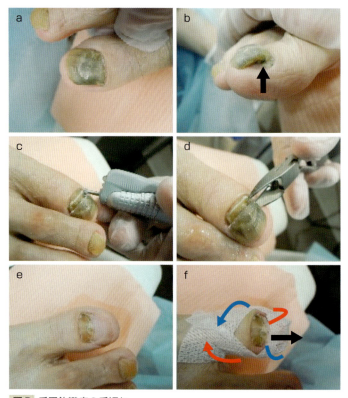

図5 爪甲鉤彎症の爪切り
a) 処置前. b) 剥離部確認. c) グラインダーで筋を入れる. d) 筋にそってニッパーを挿入して爪甲除去. e) 爪の厚みを整える. f) 3方向にテーピング.

② 爪甲鉤彎症の爪切り

　肥厚爪と基本的に変わりはない. ただ概して爪甲剥離症を伴っていることが多く, その場合には剥離部を爪甲の前方もしくは側方から確認し, 剥離した爪を除去する. グラインダーを用いると処置は迅速化される（図5）. 剥離部は容易に爪切りの刃先は入るが, 深く入れすぎると傷をつけてしまう場合があるので, こちらも 2～3 mm ずつ切る.

③ 陥入爪の爪切り

　爪棘が残っているかどうかをモスキート鉗子などを利用して目視で確認

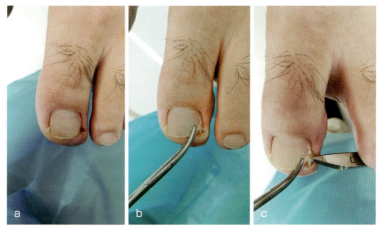

図6 陥入爪の爪切り
a) 左拇趾の陥入爪．内側爪郭の疼痛，腫脹を認める．
b) モスキート鉗子などを用いて，陥入部に爪棘の有無を確認．
c) 爪棘が確認できた場合には，なるべく新しい爪棘部から刃先を入れる．

してから爪棘部を除去する．爪棘部より刃先を入れたほうが新たな爪棘を作りにくい（図6）．目視で確認できない場合には爪切りの刃先を爪の端まで確実に入れてから切るようにする．

あくまでも一時的な除痛効果しか得られず，手術などの追加的な処置が必要になるケースが多々ある．

④ 巻き爪の爪切り

一見スクウェアオフで仕上がっているように見えても実際は異なることが多く，痛みは伴うかもしれないが，③と同様にして，モスキート鉗子などを用いて爪甲の形状を確認して（図7）爪を切り，スクウェアオフに整えるのが望ましい．

爪切りを行う際に注意する事項

爪切りに際し，特に注意が必要な患者さんは易感染性の方，抗凝固剤を内服中の方，末梢血管疾患や重症虚血肢や糖尿病などの基礎疾患を有する方だ．このような方に誤った爪切りを行うと，歩行が困難になるほど足指が痛

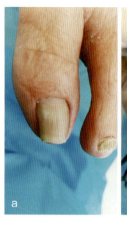 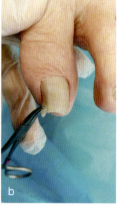

図7 巻き爪の爪切り
a) 巻き爪の場合には一見スクウェアオフに仕上がっているようにみえる場合がある.
b) 爪の端を確認し, 両端の爪が伸びすぎている場合にはそれを考慮してスクウェアオフに仕上げる.

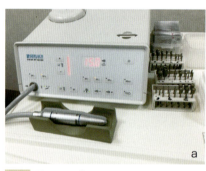 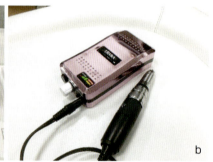

図8 グラインダー
a) ドイツ, ゲルラッハ社製, フレーザーモーター. 据え置き型. 消毒スプレーをかけながら処置ができるので, 角質の飛散を最小限にでき, 衛生的である. 高回転数にすることも可能なため, 迅速な処置も可能になる.
b) 日本, URAWA社製, フレーザーモーター. 携帯型. 当院では主に往診時に使用している. 簡易な処置は概ねこの1台で対応可能. コストパフォーマンスの高い機種である.

くなるだけでなく, 感染などを伴い, 足壊疽に進展し下肢切断に至る場合がある. 既往歴や服薬の確認, 皮膚の観察（青黒くなっていないか, 紅斑, 腫脹, 疼痛など), 足背, 後脛骨動脈の触診を必ず事前に行おう.

　最後に, ニッパーだけで爪切りを正確かつ完全に行うのは難しいので, 予算があればグラインダーの併用をおすすめする. 参考までに当院で使用しているグラインダーを2つ写真で紹介しておく（図8）.

文献

1) 中道　寛. 大谷道輝, 宮地良樹, 編. マイスターから学ぶ 皮膚科治療薬の服薬指導術. 東京: メディカルレビュー社; 2016. p.216-7.
2) 日本フットケア学会. フットケアと足病変治療ガイドブック. 第3版. 東京: 医学書院; 2017.
3) 新城孝道. 新城孝道のビジュアルガイド糖尿病フットケア. 東京: 医歯薬出版; 2011.

【中道　寛】

5 爪の腫瘍

はじめに

　爪は指（趾）先端に位置し，物を掴むあるいは踏ん張るなどの機能的役割の補助を担うばかりでなく，特に女性では整容的な外見に寄与している．また，爪は爪母で産生されるため，その損傷は永久的な変形を残す．したがって，爪腫瘍の外科的治療に際しては，愛護的な操作を心がけることはいうまでもない．

爪甲色素線条

　小児期発症のものは自然消褪することが多いので経過観察を原則とするが，爪甲色素斑の幅が 6 mm 以上の成人例，あるいは，それ以下でも爪甲変形や爪郭部か指（趾）尖部に黒色斑（ハッチンソン徴候）などがみられ悪性黒色腫が疑われる時には生検を行う（図1）．なお，爪甲色素線条が爪甲側縁に存在する場合であれば爪甲変形をきたさない手技を選択することができるが，爪甲中央部に存在する場合は後爪郭，爪床，爪母，爪床をも含め骨膜上で一塊に組織を採取（Zaias の方法）を選択する[1]（図2，3）．なお，施

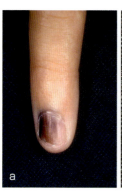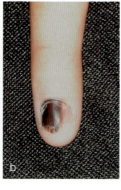

図1　小児期発症の爪甲色素線条
自然消褪することが多いので定期的に経過観察する．
a）11歳，女児の右第5指爪甲色素線条．
b）20歳になっても消褪しない（成人以降に悪性黒色腫と診断された小児期発症例もあるので，消褪傾向のない症例にはリスクについて充分に説明しておく）．

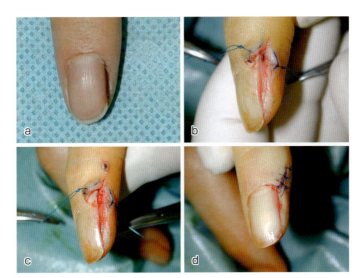

図2 爪甲側縁の爪甲色素線条（松村由美．爪甲色素線条．In: 宮地良樹，他編．いますぐできる外来皮膚外科・美容皮膚科のスキル．東京：中山書店；2006．p.81-5[1])より一部改変）

21歳，男性．陥入爪の児島法Ⅰ法と同様の手技で病変爪母を摘出した．
a）右第2指爪の爪甲橈側縁に爪甲色素線条を認める．
b）後爪郭に皮切を加え，爪甲を十分に剥離した後に剪刀を用いて爪甲を除去する．
c）爪床あるいは爪母の色素病変を摘出した後はそのままオープン創とする．
d）後爪郭を元に戻して縫合する．

行前に爪変形が残ることを患者に前もって説明して了解を得ておく．

● **注意**

爪母，爪床の色素性母斑，悪性黒色腫あるいはそれ以外の腫瘍性病変以外でも，爪甲色素線条の原因になりうる．

● **メモ**

爪甲色素線条の原因
a．色素性母斑
b．悪性黒色腫あるいはそれ以外の腫瘍性病変
c．慢性刺激による色素沈着: 足趾（特に第5趾）は靴による圧迫のため慢性に刺激が加わるため爪に淡い茶色から褐色の色素沈着を認めること

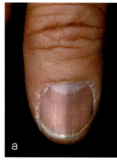
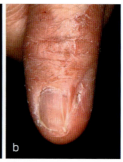

図3 爪甲中央部の爪甲色素線条（松村由美．爪甲色素線条．In: 宮地良樹，他編．いますぐできる外来皮膚外科・美容皮膚科のスキル．東京：中山書店；2006．p.81-5[1]より一部改変）
59歳，女性．後爪郭，爪床，爪母，爪床をも含め骨膜上で一塊に採取するZaiasの方法を選択する．
a）右第1指爪の橈側半分に爪甲色素線条を認める．
b）術後6カ月．生検することのメリットと醜形を残すデメリットについて，術前に充分なインフォームドコンセントを行っておく．また，摘出後は軟膏療法あるいは人工真皮で被覆してもよい．

がある．この場合はダーモスコピーを施行して判断するとよい．

d．爪下血腫: 問診による臨床経過から診断が比較的容易であり，また，潜血反応が陽性となる．
e．爪細菌（真菌）感染症: 緑膿菌感染の場合はgreen nailとよばれるようにやや緑がかった色調を呈する．
f．薬剤による色素線条: ジドブジン，ヒドロキシカルバミド，ミノサイクリンなどが原因となる．

ボーエン病（および扁平上皮癌）

特徴的な臨床所見はないので，例えば爪甲剝離，爪甲欠損などの爪甲の変化（変形），あるいは，側爪郭あるいは後爪郭に色素異常をみた場合には，爪床（あるいは爪母）や側（あるいは後）爪郭をよく観察してその原因を推察するが，誘因を推測できない時には生検を行う．なお，腫瘍の存在する位置が爪床（あるいは爪母）か側（あるいは後）爪郭により手術方法が異なる（図4）．

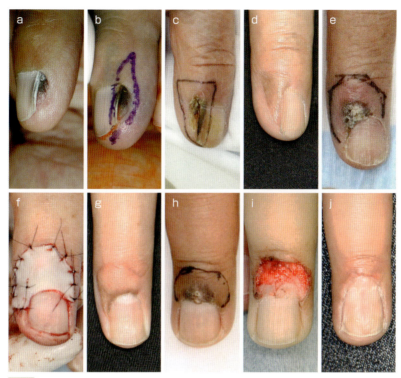

図4 ボーエン病の摘出術

a) 43歳, 男性の左第4指爪甲尺側縁のボーエン病.
b) 陥入爪の鬼塚法に準じ病変を摘出し単純縫縮した.

c) 75歳, 男性の左第3指爪甲橈側縁のボーエン病. 趣味の尺八に差し支えるとのことで, 植皮術を選択.
d) 術後6カ月. 縫縮せず植皮で被覆するか, 軟膏療法などで保存的な処置を行ったほうが, 時間はかかるものの指先の先細りはなく整容的には優れる.

e) 48歳, 男性の右第2指後爪郭のボーエン病.
f) 植皮片で被覆して爪上皮を形成した.
g) 術後6カ月.

h) 73歳, 男性の左第3指後爪郭のボーエン病.
i) 本人の希望により, 固定を必要としないオープントリートメントとした.
j) 術後6カ月. 軟膏療法で保存的な処置を行っても, 次第に爪上皮形成はみられるようになる.

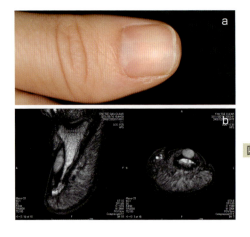

図5 33歳，女性の左第1指の爪母下グロムス腫瘍 (a) とその MRI 所見 (b: 爪母直下に T2WI で高信号となる長径 7 mm，短径 3 mm 大の皮下腫瘍を認める)

● 注意

ボーエン病は *in situ* 病変であるが，扁平上皮癌にまで進行しなくても爪母や爪床に生じた場合には，爪甲の変色だけにとどまらず爪甲の変化を伴いうる．

爪下グロムス腫瘍

グロムス腫瘍は痛みを伴う代表的な皮膚腫瘍で，皮膚に存在する小動静脈吻合部に存在するグロムス細胞由来の良性腫瘍である．小動静脈吻合部は指（趾）の先端部，とりわけ爪の下でよく発達しているため，グロムス腫瘍はこの部分に発生しやすい．なお，爪下グロムス腫瘍は学童期から成人期にかけてみられ，激しい疼痛を伴い，特に圧迫や寒冷刺激などで激痛を訴えることから，腫瘍の部位と特徴ある症状から容易に臨床診断できる．

指（趾）の MRI では充実性腫瘍として，また，大きなものでは X 線でしばしば骨吸収像など骨変化を伴った所見がみられることがある（図5）．なお，腫瘍の位置が爪母下であるか爪床下であるかにより，手術方法が異なる[2]（図6）．

● メモ

多発型と単発型があるが，自覚症状を伴わない直径 1 cm 前後の柔らかい

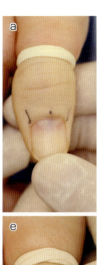
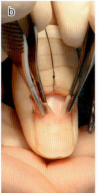
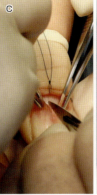
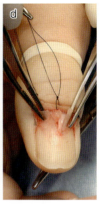
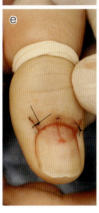
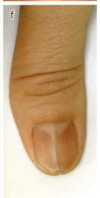

図6 爪母下グロムス腫瘍の摘出術
図5と同一症例．なお，爪床下の場合は全抜爪せず爪甲を有窓したほうが術後疼痛が少ない．
a）腫瘍の位置をマークした後，左右の後爪郭に皮切を加え，後爪郭皮膚を翻転，挙上して爪根部を露出する．
b）腫瘍直上の爪甲をメスで切離した後，爪甲を爪床から剥離，展開する．
c）腫瘍直上の爪床を切開する．
d）腫瘍を愛護的に摘出する．
e）爪甲，後爪郭を元に戻す．
f）術後6カ月．

腫瘤が全身に散在する常染色体優性の多発型グロムス腫瘍は稀で，実地臨床で問題となるのは指（趾）先端に生じ疼痛を伴う単発型である．

● 注意

腫瘍は皮膜に覆われていて周囲から容易に剥離ができ，腫瘍のみを摘出しうるため，通常の皮下腫瘍切除のように被覆している上皮の一部を含め切除する必要はなく，切開を加えるだけで十分事足りる．

被角線維腫

母指（趾）に，また，単発性に生じることが多く，爪甲をおかすもの（Ⅰ型）とおかさないもの（Ⅱ型）がある．手術法には摘出術（多くはオープン

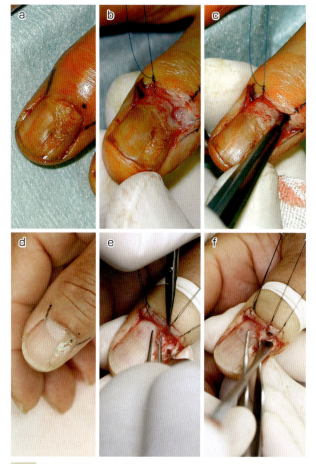

図7 被角線維腫の摘出術

爪根近傍に生じることが多いが，後爪郭に生じたものは爪甲の上，爪床に生じたものは爪甲の下に病変をみる．

a）75歳，女性の右第3指の被角線維腫（藤澤章弘．爪囲被角線維腫．In: 宮地良樹，他編．いますぐできる外来皮膚外科・美容皮膚科のスキル．東京：中山書店；2006．p.86-90[3)]より一部改変）．

b）爪後爪郭皮膚を翻転，挙上したところ，病巣を後爪郭に認めた．

c）中心部を焼却する．

d）59歳，男性の左第1指の被角線維腫．

e）爪後爪郭皮膚を翻転，挙上し，また，爪甲を爪床から剝離，展開したところ，病巣を爪母爪床側に認めた．

f）中心部を焼却する．

トリートメント）と焼灼術（電灼器あるいはCO_2レーザーを用いる）の2つがあるが，I型においては中心部のみを焼灼するほうが手技は簡便である（図7）[3].

●メモ

Pringle 母斑症にみられる Koenen 腫瘍は，多発することが多いが本症と同一疾患である．また，手掌に生じると acquired palmer fibrokeratoma, 指（趾）に生じると acquired digital fibrokeratoma と呼称されている.

▍指（趾）粘液囊腫

遠位指関節背側から後爪郭までの間に生じる偽囊腫性病変であり，その発生機序には myxomatous type と ganglion type の2つがある．大きさは数mm から1cm 程度までで弾性軟にふれ，粘液質が透視される場合もある．軽い疼痛を伴うこともあるが，無症状のことが多い．また，さまざまな治療法（副腎皮質ホルモン剤やブレオマイシンなどの局注，電灼器や CO_2 レーザーによる焼灼，外科的摘出術など）が報告されているが，指ブロックなどの前処置の必要ない凍結療法が，上皮化までに少し時間はかかるものの簡便かつ有用である（図8）[4]．なお，通常の上皮系腫瘍と異なり間葉系腫瘍が対象になるため，凍結手技を強めに行うのがコツである.

●メモ

20秒程度の凍結を3～4回繰り返す．また，患者には凍結療法に先立ち，上皮化するまでに約1カ月程度を要すること，上皮化するまでの間は自宅で処置（消毒した後に抗菌薬含有軟膏の塗布）を1日1回行うこと，入浴は普段通りできることなどを説明しておく．なお，抗菌薬の内服までは必要ない.

●注意

凍結療法は，PAD を有する患者では血行に不安があるため，特に足趾の粘液囊腫では適応外となる.

▍爪下外骨腫

爪下外骨腫は，主に指（趾）末節骨から発生し爪下または爪周囲に発育する良性腫瘍であり，病因は慢性的な機械刺激と考えられており，10歳代の発

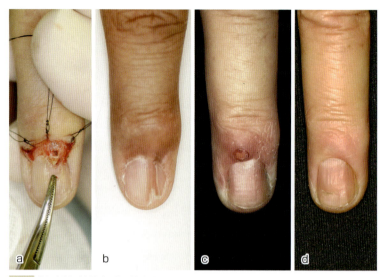

図8 指（趾）粘液嚢腫の摘出術

a）56歳，男性の右第1指．焼灼による治療．後爪郭を展開し，直視下に病変を電灼した．

b）治療後6カ月．

c）75歳，男性の右第3指．凍結療法による治療．患者には上皮化するまでにかなりの時間を要することを前もって説明して同意を得ておく．（立花隆夫．粘液嚢腫，ガングリオン．In：宮地良樹，編．すぐに役立つ日常皮膚診療における私の工夫．MB Derma 創刊10周年記念．東京：全日本病院出版会；2007．p.120-5[4]）より一部改変）

d）治療後4カ月．

症，母指（趾）の発症が大半を占める[5]．なお，部位によりさまざまな切除法を用いるが，大切なのは再発のないよう周囲の骨膜を含めて完全切除することである（図9）．

● メモ

　組織学的には，腫瘍性の骨軟骨腫型と外傷などによって生じる反応性の線維性骨化型に分けられる．

● 注意

　再発を避けるため，骨膜のみならず一部骨も含めるつもりで摘出するぐらいでちょうどよい．

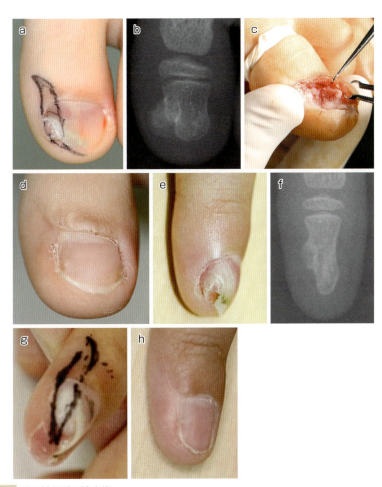

図9 爪下外骨腫の摘出術

a) 9歳，男児の左第1趾の爪下外骨腫［速水拓真，他．日皮外会誌．2018（印刷中）[5)]より一部改変］
b) X線検査で左第1趾末節骨背側に突出した腫瘤影を認める．
c) 陥入爪の鬼塚法に準じ，方錐形紡錐形に皮膚切開し腫瘍と爪床を剥離し，直視下に腫瘍をリューエル鉗子を用いて正常骨組織から摘出した．
d) 術後2年．

e) 9歳，男児の左第2指の爪下外骨腫［速水拓真，他．日皮外会誌．2018（印刷中）[5)]より一部改変］
f) X線検査で左第2指末節骨橈側に突出した腫瘤影を認めた．
g) 急速に増大したため，2カ月後に摘出術を行った．
h) 術後5カ月．

おわりに

　爪の手術はマイクロ手術ではないので，本格的な手術用顕微鏡までは必要ないが，2〜3倍程度の眼鏡式ルーペ程度は用意したい．このようなルーペでも，肉眼に比し効率のよい，より atraumatic な操作が可能となり，自ずと手術結果にも反映される．

文献
1）松村由美．爪甲色素線条．In: 宮地良樹，立花隆夫，田村敦志，編．いますぐできる外来皮膚外科・美容皮膚科のスキル．東京: 中山書店; 2006．p.81-5．
2）出射敏宏．グロムス腫瘍．In: 宮地良樹，立花隆夫，田村敦志，編．いますぐできる外来皮膚外科・美容皮膚科のスキル．東京: 中山書店; 2006．p.76-80．
3）藤澤章弘．爪囲被角線維腫．In: 宮地良樹，立花隆夫，田村敦志，編．いますぐできる外来皮膚外科・美容皮膚科のスキル．東京: 中山書店; 2006．p.86-90．
4）立花隆夫．粘液嚢腫，ガングリオン．In: 宮地良樹，編．すぐに役立つ日常皮膚診療における私の工夫．MB Derma 創刊10周年記念．東京: 全日本病院出版会; 2007．p.120-5．
5）速水拓真，藤本徳毅，寺村和也，他．爪下外骨腫の2例．日皮外会誌．2018（印刷中）．

【立花隆夫】

6 爪白癬

▮要約

・爪の白濁変形は必ずしも爪白癬ではない.
・爪白癬の診断には KOH 直接鏡検が必須である.
・足爪には爪白癬が多いが, 手爪には白癬よりも爪カンジダ症が生じやすい.
・爪白癬の治療はラミシール® 錠 125 mg/日内服を 6 カ月が基本.
・爪白癬専用外用液は, 変形肥厚の少ない例や罹患爪数が少ない例には有効である. 1 年は使用すべきであろう.

▮爪白癬とは

　爪真菌症は, 爪部の真菌感染症である. 爪真菌症は, 白癬だけでなくカンジダなどの酵母および腐生真菌による爪の感染症も包含する. 爪真菌症が白癬菌によって引き起こされる場合に爪白癬とよばれる. 爪白癬と爪真菌症とは原因菌が異なる病名であり区分して使用すべきである.

　爪白癬の最も多い原因菌種は *Trichophyton rubrum*, *Trichophyton mentagrophytes* であり, これらは足白癬の主な原因菌でもある. 他の皮膚糸状菌が原因の場合は少ない. 爪白癬の培養成功率は低く, 原因菌を同定できるのはたかだか 50% 以下である. 爪白癬は, 手爪および足爪の両方に感染しうるが, 足爪白癬がはるかに一般的である. 手指の爪真菌症の原因菌は白癬菌よりもカンジダが多い.

　注意すべき点は爪の白濁変形が必ずしもすべてが爪真菌症ではない点であり, 真菌感染以外が原因の爪変形は多く, 加齢, 物理的圧迫, 化学的変化, 基礎疾患由来, 薬物由来, 先天異常など多彩な原因がある. また爪甲剥離症の病巣に腐生的に真菌が寄生している場合もある.

　疫学・爪白癬は, 40〜60 歳の女性よりも男性に頻繁に多く, 発生率は 20〜100 件/人口 1,000 といわれている. 爪白癬は, 老化・糖尿病, 末梢循環障害,

および免疫不全，足白癬，爪真菌症を有する家族歴，などが危険因子とされている．

菌はどこにいるか

原因菌は，ホテルのカーペット，公共シャワー，プールデッキ，浴室周辺などヒトが裸足になる環境には生息している．そのような環境から患部に菌は付着するが，それだけでは足白癬，爪白癬は発症しない．付着した後に履物による被覆や不完全な局所の乾燥などの適温多湿の条件が重なると，白癬菌は角層に侵入し発病につながる．付着後の足白癬の発症予防法としては足底の通気乾燥や清拭や洗浄が有効である．

白癬菌は皮膚，爪，および毛髪の死んだ角質細胞の角質上にしか生息せず蛋白分解酵素ケラチナーゼを産生する．すなわち白癬菌は爪や毛髪，皮膚の角層に寄生し，表皮，真皮への感染の波及は通常生じにくく，それにはステロイド外用薬の誤用などの誘因がある．

爪白癬は，無症候性の足白癬が先行する場合が多い．靴など適温多湿な環境と微小外傷性の圧力が，爪を保護被覆する爪小皮や爪下皮などの構造を損傷し爪床への皮膚糸状菌の浸透を可能にする．趾間や足底の白癬菌が広がり徐々に微小外傷を受けた爪甲遠位の爪下皮に広がる．遠位爪下皮が破られると，皮膚糸状菌は爪床に感染し近位に広がる．感染の主な部位は爪床で，そこでは急性感染が生じても炎症反応は弱く，爪床感染は慢性化して最後には全異栄養型爪真菌症に進行する．組織学的には，爪真菌症の急性期には，海綿状変化，表皮肥厚，浮腫を伴う乳頭腫症および角質増殖症の病理所見がみられる．これらは尋常性乾癬の組織像と似ている．

爪白癬は，その後二次的に爪母に損傷を与え爪床が角質化し肥厚する．皮膚糸状菌は爪床から爪甲に侵入し変形をまねく．

爪白癬の診断方法―爪白癬の診断に KOH 直接鏡検法は必須である

爪の色調や形状異常のほぼ半数は爪真菌症ではないとされており，爪白癬の正確な診断には病変から真菌要素を確認することが必須となる．皮膚科医は KOH 直接鏡検を面倒くさがらず愚直に施行することが，白癬診療におけ

84

る他科医との差別化につながる．糖尿病や透析，尋常性乾癬患者などでは爪白癬の診断鑑別は特に重要である．

　爪白癬のKOH直接鏡検法には検体採取の部位選択が大切であるが，アドソン摂子や爪ゾンデなど先端が鈍な棒状物を使用して，病爪境界部爪床側の爪下角質様物質を採取する．それをKOH鏡検法で直接鏡検するが，検体は細切し，時間をかけて溶解してから鏡検する．KOH直接鏡検法の感受性は60％以下といわれ，それにより真菌要素は確認できるが菌種を同定することはできない．昨今は臨床検査技師がKOH直接鏡検を施行可能に制度上はなっており，皮膚科医を介さず他科医や専門ナース，臨床検査技師間で爪白癬診療が完結することが可能となっている．

　他に診断に有用な検査として，爪生検による病理検査がありPeriodic acid-Schiff（PAS）とGrocott染色で爪内に真菌を確認するが，侵襲的であり爪変形を残す可能性があり，また結果までに約1週間の期間が必要である．

　爪白癬の真菌培養は非常に特異的であるが鋭敏さには欠ける．皮膚科医はできる範囲で施行すべき検査であるが，真菌の培養には数週間の時間と結果の解釈に熟練が必要である．

　最近は患部爪のDirect PCR法が原因菌種の検出や同定に使用されている．これは，非典型的な症例や腐生菌感染症の疑いがある場合に役立つ．しかし検出された菌種が腐生菌なのか病原真菌なのか，それが汚染物質ではないと結論するには，患部から同じ菌を2回以上の培養にて検出するなど，コッホの原則に従ってきた．PCRは真菌培養単独よりも皮膚糸状菌の種同定を20％向上させるが，未だ研究段階であり今後その判断は検討されていく必要がある．また，ダーモスコピーにより爪白癬と爪変形を区別できる可能性があり，爪下に短いスパイクおよび縦線条の存在は爪真菌症を示し，横断する爪甲剝離は外傷性を示唆するとされているが，今後の所見の蓄積が期待される分野である．

▍病型

　爪白癬でみられる病型は，海外の分類にならい，皮膚糸状菌が爪床の上を伝わり基部に向かって増殖する遠位側縁爪甲下爪真菌症（distal and lateral

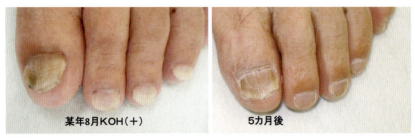

図1 遠位側縁爪甲下爪真菌症（distal and lateral subungual onychomycosis: DLSO）
ラミシール®錠125 mg/日服用例

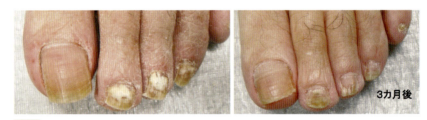

図2 表在性白色爪真菌症（superficial white onychomycosis: SWO）
ルコナック®3カ月で爪は改善した．周辺皮膚にはラミシールクリーム®を1日1回塗布した．

subungual onychomycosis: DLSO）（図1），爪表面から皮膚糸状菌が侵入して爪甲下角質増殖は目立たない表在性白色爪真菌症（superficial white onychomycosis: SWO）（図2），爪母側が白濁する近位爪甲下爪真菌症（proximal subungual onychomycosis: PSO）（図3），爪白癬が進行し爪甲全体に病変が及んだ全異栄養性爪真菌症（total dystrophic onychomycosis: TDO）（図4），の4種に分類されている．

　爪白癬の治療にあたって病型と重症度の評価は，治療薬の選択や治療期間の指針となる．爪白癬の最も一般的な病型は，DLSO型である．それは，爪下の角質過形成または部分的な遠位爪甲剝離の臨床像を示す．表在型（SWO）は，罹患した爪甲の表面に光沢のない白濁が限局して生じ，剝片部表面を擦過しその鱗屑を直接鏡検すると菌糸が確認できる．最も稀なサブタイプは爪母に生じる近位爪甲下爪真菌症（PSO型）である．診断は爪甲白濁

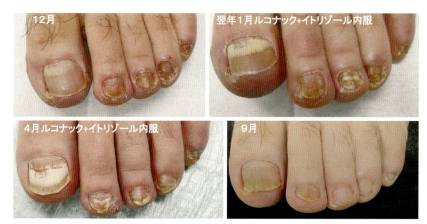

図3 近位爪甲下爪真菌症（proximal subungual onychomycosis: PSO）
68歳男性．基礎疾患なし，ゴルフ好き
イトリゾール®（ITZ）とルコナック併用

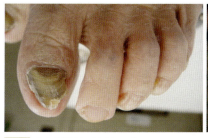 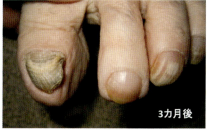

図4 全異栄養性爪真菌症（total dystrophic onychomycosis: TDO）
介護施設入所中90歳女性
往診し爪切りと真菌直接鏡検を行った．
・施設では高価な保険収載の薬剤は使用できなかったため，洗浄と保湿，白色ワセリン塗布などの基本的スキンケアで経過観察した．

部に穿孔穴をあけそこから検体を採取し直接鏡検する．本病型が免疫不全の関与をするとの意見があるが臨床では通常の健常人でもみられる（図3）．TDO型は，他の病型のなれの果てであり，発生には10〜15年かかることがある．重度の爪甲下角化症および異常な爪甲の破壊変色および爪床の隆起が顕著である．最も難治なばかりでなく末梢循環障害を有する患者においては，爪

甲下の潰瘍化や二次細菌感染症，および壊疽を発症するリスクが最も高いタイプであり注意が必要である．この病型の治療にあたっては KOH 直接鏡検が陽性にもかかわらず爪の形状や色調は改善しない可能性はあり，治療前に患者のコンプライアンスやコストベネフィットを十分考慮し，積極的な治療は避けて予防的スキンケアや経過観察を選択する場合はありうると考える．

▎治療/管理

　爪真菌症の最も有効な治療法は内服抗真菌薬である．高い治癒率を期待する場合はテルビナフィン 125 mg/日の連続投与を約 6 カ月を目途に行い，短期間で治療を完了したい場合はイトラコナゾールの 400 mg/日を月に 7 日間投与を 3 カ月間歇的に行うパルス療法を選択する．

　特に中等度から重度の爪白癬では，経口抗真菌薬による治療を検討すべきである．爪白癬の病型と治療法は考慮すべきであり，SWO では白斑部を削り取り，従来の外用抗真菌薬の使用により改善するが，爪白癬専用外用薬の効果が早いようである．病型によって新規爪白癬専用外用液のみで可能であるが逆に難治例もある．また内服抗真菌薬と外用薬との併用療法や爪切除との併用は投薬単独よりも良好な結果を生じ得るが，この点についてスタディーは未だなく健康保険上の適応は認められていない．

　経口療法は重症爪白癬の最も有効な治療法だが合併症や併用薬から使用できない場合や，副作用を危惧して全身投与を拒否する患者はある．それらに対し局所療法はよい解決策である．内服抗真菌薬の投与にあたっては肝障害の有無や併用薬剤を検討することが重要であり，使用前と使用中数カ月に一度は定期的に肝機能や末梢血液像の検査をする必要がある．また小児への安全性は確立しておらず，使用する場合は保護者への十分な説明と同意が必要となる．さらに，経口抗真菌薬の使用時は併用薬に注意を払う必要がある．テルビナフィンは，フェノチアジンおよびピモジドとの同時使用は禁忌であり，QT 延長のリスクが増大する．イトラコナゾールでは多数の薬剤との併用注意があり事前に注意する必要がある．

　軽度から中等度の症例および内服抗真菌薬を拒否する患者では，新規の爪白癬専用外用抗真菌薬が有効である．爪白癬専用外用薬には，エフィナコナ

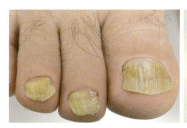
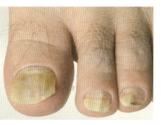

10月24日使用開始

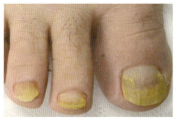
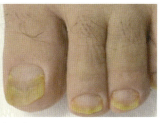

3月17日黄変目立つ

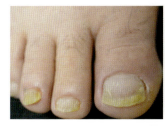
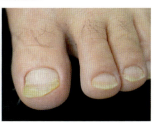

4月24日

図5 74歳男性．クレナフィン塗布で黄変したが6カ月で改善した

ゾール（クレナフィン®）とルリコナゾール（ルコナック爪外用液）の2製剤があるが，今のところ両者の効果は同等とされている．前者には使用中爪が黄色く変色し，また後者では爪表面が乾燥する場合がある（図5，6）．

　海外の解析では，テルビナフィンの菌学的治癒率が76%であり，イトラコナゾールパルス投薬量が63%であり，エフィナコナゾールの治癒率は55%とされている．これらの製剤の効果判定には，単純に数字を比較するだけではなく，母集団の選択や完全治癒率や菌学的陰性などの効果判定の評価基準を十分に吟味して数字を比較する必要がある．爪白癬の損傷部位を観察し月に約1mm爪が成長すると仮定して治療期間を推定する．爪の成長は老化や

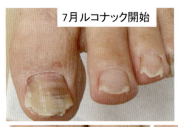
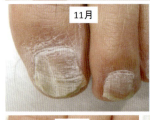
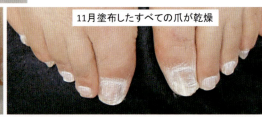
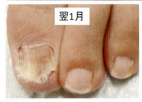
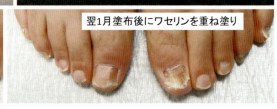

図6 ルコナック使用例
74歳男性ルコナックによる白濁.
白色ワセリンを併用して爪表面に外用した.

末梢血流不全, 持続的な外力によりは速度が遅くなる点は留意すべきである.

あとがき—爪白癬患者は困っているのだ

　爪白癬患者は日々の外来業務でほぼ毎日遭遇する. それは病態が明確で治療方法もほぼ確立している. しかし患部は露出せず生命予後にも関与しないため, 多忙な外来では皮膚科医の対応は限定され関心は低くなりがちである. しかし, 患者は数時間待ってでも治療や対策への強い要求があることは医療側も知るべきである.

　また, 爪白癬診療の場は皮膚科臨床だけではない. 在宅や療養施設, 高齢者や障害者施設では爪白癬の施設内感染がしばしば問題となる. また, 糖尿病や透析医療の現場では皮膚科医は不在で専門性のない一般スタッフや他

科医師が爪白癬のケアや治療に迫られている（図4）.

皮膚科の爪白癬の診断治療の方法論は確立しているが，上記のような特に医療保険の適応されない現場では，KOH直接鏡検の施行や爪白癬専用外用液の処方などは償還されず，他の方法論や発想が求められている．変形肥厚した爪を痛がる患者を前に，誰が爪切りをするのか，水虫なのか感染しないのか，どのようにケアすればよいのか？　素朴な疑問が湧き上がるが，皮膚科医はそこにはいない．皮膚科に依頼してもないがしろにされたとの介護現場からの意見を耳にする．学会での論争も大切だろうが，皮膚科臨床医には介護療養現場からの爪白癬対策を求める切実な声に耳を傾けてもらいたいものだ.

爪白癬の診療は，問診し触診しKOH直接鏡検を行い治療に進むが，その前に介護者や患者の爪白癬への誤解を解く必要はあるだろう．爪が変色したことが内臓病変の表れだとか，家族全員への感染源となり孫と接触をためらわれるとか，風呂や洗濯を患者だけ別にした，など市中や，メディア上の流言飛語に惑わされた患者の誤解をまず解く必要がある.

患者や介護者への説明として，菌の付着と感染は異なること，環境中には白癬菌をはじめ多数の微生物がいること，洗浄により付着した菌は脱落すること，一定の期間外用することで菌の散布は減ること，白癬菌は多湿を好み乾燥には弱いこと，変形による爪の色調変化は白癬ではない場合が多いこと，靴の圧迫は重要な爪変形の要因であり適切な靴の選択は重要なこと，など患者への説明は必要である.

次に，KOH直接鏡検法だが，これは爪白癬の診断には必須の技術である．他の爪疾患との鑑別のためには臨床現場で励行すべきである．しかし変形の強い例では，KOH直接鏡検が陽性でも数年治療しても爪の色調形状は変化しない症例を経験する．爪白癬の治療が奏効するか否かを初診時に完全に予想はできないが，その根拠となる唯一の方法がKOH直接鏡検である．爪白癬は見ればわかるという専門家の意見があるが，視診で微生物の有無を特定することは通常の人間には不可能であり，一般臨床医は何度も愚直に場所を変えて検体をとり直接鏡検するしかない.

治療にあたっては，各薬剤の開発時の研究情報は重要だがそれはあくまで

も限定され条件の選別された患者集団での話であり，外来に現れる多彩な基礎疾患，生活習慣のある爪症状の患者集団とは条件が異なることを理解すべきだろう．

そして爪白癬の治療期間は限定すべきで，長くて2年治療してまったく変化のない治療法は中止変更を考慮すべきであり，変化のない症例に漫然と投薬する愚は避けるべきであろう．また変形や肥厚が強く多数の爪に感染した例や，アドヒアランスの不良な爪白癬は最初から改善の見込みは乏しいことを説明する必要はある．

抗真菌薬の処方を切る前に，患者の誤解を解き，爪を触診し形状を視診し，KOH 直接鏡検し，患者の治療への意欲を確認してから，治らない場合もあることを説明したうえで爪白癬の診療にあたるべきであろう．

【田邉　洋】

7 後爪郭部爪刺し
―爪囲炎と誤診しやすい爪疾患

　爪囲炎は日常診療でしばしば遭遇する疾患であり，細菌やカンジダ感染が原因であることが多い．しかしながら抗菌薬を投与するにもかかわらず改善に乏しい爪囲炎に日常診療でときどき遭遇する．爪囲炎の原因の一つとして爪甲の不完全な脱落による後爪郭部爪刺しを念頭におく必要がある．

はじめに

　後爪郭部爪刺しは，不完全に剝離した爪甲が脱落しないまま後爪郭に埋め込まれ，その爪甲下に新生爪甲が形成され，後爪郭部に炎症が生じる状態である．de Berker と Renall ら[1]によって Retronychia: proximal ingrowing nail として 1999 年に報告された．その後，本邦で東により 2011 年に「後爪郭部爪刺し」と邦訳された[2]．後爪郭部爪刺しは後爪郭部の炎症の原因として重要であるが，報告数は多くない．ここで，後爪郭部爪刺しの疫学，病態，治療法について解説したい．

後爪郭部爪刺しとは

　後爪郭部爪刺しは不完全に爪甲が脱落しないまま後郭爪に埋め込まれ，その爪甲下に新しい爪甲が形成され，後爪郭に炎症が生じる病態である．Retronychia: proximal ingrowing nail として 1999 年に，de Berker と Renall ら[1]によって初めて報告され，本邦では 2011 年の東の報告が最初であり「後爪郭部爪刺し」と邦訳され，3 例を報告した[2]．その後，2013 年に星らが報告した 1 例[3]，2017 年に清水らが報告した 1 例[4]と合わせると計 5 例が本邦で論文報告がされている．国外では報告は多くないが，de Berker らの 19 例の報告[5]ののちに，Ventra らにより 20 例報告された[6]．

JCOPY 498-06366

93

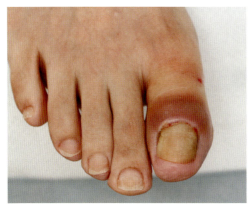

図1 臨床像
母趾後爪郭および側爪郭に発赤，腫脹を認める．後爪郭部周囲には肉芽組織を認め，爪甲は黄白化し，軽度肥厚している．

疫学

　年齢は10歳代から30歳代にかけて多く，また女性に多い傾向（〜82％）がみられた．患部のほとんどは母趾であり，両側母趾に認められる症例も散見された．誘引としては，爪部への機械的刺激を引き起こすような外傷，持続する慢性的な微小な機械的刺激を引き起こすようなハイキングやジョギング，ハイヒールや不適切な履物の使用が推定されている．

臨床的な特徴・病態

　臨床的な特徴としては，①爪甲の肥厚，黄白色化，②爪甲伸長の停止，③後爪郭部の発赤・腫脹・疼痛を伴う慢性炎症や肉芽組織の出現，④爪甲近位縁の上位偏位，⑤通常の抗菌薬にて軽快しない，があげられる（図1）．病態は，持続する微小な機械的刺激により，後爪郭部の爪甲が剝離し，剝離した爪甲が前方に脱落しないまま，その剝離した爪甲下に新しい爪甲が形成される．その結果，新しい爪甲が古い爪甲を後上方向に押し上げ，古い爪甲が後爪郭に貫入することで生じるとされる．東の報告[2]を参考に発症機序を示す（図2）．後爪郭部爪刺しで認められる後爪郭部の炎症は，脱落しかけた爪甲が後爪郭内に留まり，その近位端が後爪郭腹側面を機械的に刺激するために生じるものと考えられる．その結果，爪甲近位縁が上位へ偏位する．新生爪甲ができても，前方に脱落しないため同様の現象が起こり，症状を悪

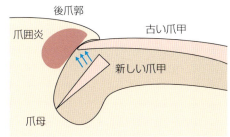

図2 後爪郭部爪刺しの発症機序
後爪郭部の爪甲が剥離し，剥離した爪甲が前方に脱落しないまま，剥離した爪甲下に新しい爪甲が形成される．新しい爪甲が古い爪甲を後上方向に押し上げ，古い爪甲が後爪郭に貫入する．脱落しかけた爪甲が後爪郭内に留まり，後郭爪の炎症を引き起こす．

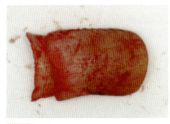
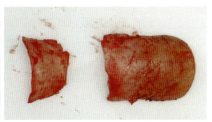

図3 除去した爪甲
上層爪甲下に1層の新生爪を認めた．

化させ，後郭爪の炎症を引き起こす．新生爪甲は幾重にも形成されることがある．実際の症例でも爪甲を除去すると，上層爪甲下に1層の新生爪甲を認めた（図3）．

治療

　抗菌薬の外用・内服をはじめとした保存的治療は無効であり，爪甲除去術のみが有効であるとされる[1,2,5,6]．本疾患は，二次的に細菌感染を伴うことがあっても，それは炎症の主因ではないため，爪甲除去を行わない限り治癒しない．また爪甲除去後には，正常な爪甲伸長を促すために趾尖部を下方に引っ張るテーピング療法の併用が必要である（図4）．抗菌薬の内服・外用をはじめとした保存的な治療や，レーザーなどによる肉芽組織の除去は一次的な症状の改善のみで，根本治療とはならないが，診断がつかないまま行われており，治療に難渋している例も多い．

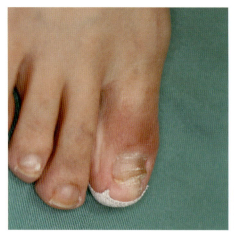

図4 術後のテーピング
趾尖部を下方に引っ張るテーピングを行っている.

おわりに

後爪郭部の炎症はさまざまな原因によって生じるが，原因の一つとして爪甲の不完全な脱落による後爪郭部爪刺しを念頭におく必要がある．疾患概念が広く知られていないため，診断がつかないまま保存的治療が行われたまま，治療に難渋している例も多いと考えられる．今後はさらなる周知，症例報告の蓄積が望まれる．

文献

1) Berker DA, Renall JR. Retronychia-proximal ingrowing nail. J Eur Acad Dermatology Venereol. 1999; 12 (Suppl 2): S126.
2) 東 禹彦. Retronychia: proximal ingrowing nail（後爪郭部爪刺し）の3例. 皮膚の科学. 2011; 10: 505-7.
3) 星 郁里, 田宮久詩, 小林裕美, 他. Retronychia; proximal ingrowing nail（後爪郭部爪刺し）の1例. 臨床皮膚科. 2013; 67: 337-40.
4) 清水恭子, 新石健二, 辻端亜紀彦. Retronychia: proximal ingrowing nail の1例. 皮膚科の臨床. 2017; 59: 97-9.
5) Berker DA, Richert B, Duhard E, et al. Retronychia: proximal ingrowing of the nail plate. J Am Acad Dermatol. 2008; 58: 978-83.
6) Ventura F, Correia O, Duarte AF, et al. "Retronychia- clinical and pathophysiological aspects." J Eur Acad Dermatol Venereol. 2016; 30: 16-9.

【伊賀那津子】

8 爪のダーモスコピー

はじめに

　爪の診察をダーモスコピーで行うには，非接触型ダーモスコープ（ダームライト® DL100，エピライトエイト®，HEINE NC1® など）で直接観察するほか，何らかの方法でデジタル撮影が可能な接触型ダーモスコープ（HEINE DELTA® 20T，ダームライト® CAM・L1・DL3，Derma9500® シリーズ）を用いて撮像も行う方法がある．接触型では基本的にエコーゼリーをダーモスコープのレンズ面にのせて，爪や病変との間にある空気の層を埋めて観察を行う．実際の診療では，事前に爪や病変の表面をアルコール綿や湿らせたガーゼなどでサッとひと拭きして小さなごみや角質を除くことがコツであり，まず携帯型の非接触型のダーモスコープで爪を観察し必要に応じて撮像を行う．

爪の色素線条

　まず爪の色素沈着を診療する基本的なアプローチとして，色素沈着が外的な要因によるびまん性のものか（血腫，真菌感染，細菌感染など，その他の色素沈着，疾患の項参照），メラノサイトに起因する色素線条（0.1 mm に満たない細粒状のメラニンの集まり）なのかを鑑別する[1]．色素線条である場合，その色調からメラノサイト病変（メラノーマ，母斑）による色素沈着とメラノサイトの活性化による生理的・二次的な色素沈着とを見分ける（図1）．メラノサイト病変は褐色～黒色を基調とした色素線条であり，内部に色調の異なる細い線条（細線条）が束状になった線条帯として観察される．メラノサイト病変である場合，成人例（特に 40～60 歳で生じた病変）では色素線条の色調・形状が不均一なものや爪の破壊を伴うものはメラノーマを疑うが，12 歳頃までの学童期に生じた母斑にも同様の所見がしばしばみられることに留意する．なおメラノーマでは単純に真っ黒な色素領域を示すこ

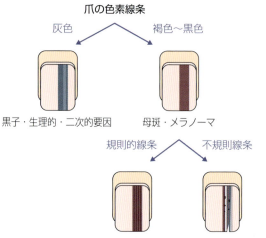

図1 爪の色素線条の見分けかた（Marghoob AA, et al. An atlas of dermoscopy. 2nd ed. Boca Raton: CRC Press; 2012. p.268-75[1]）より一部改変）
まず，基調となる色を見分ける．単調な灰色調の病変では，黒子を含むさまざまな要因による色素増強のみでメラノサイトの増殖を伴わない．褐色〜黒色を主体とする病変であった場合は，母斑細胞やメラノサイトの増殖があり，その色と構造をよく観察し，メラノーマを除外する．

とがある一方，メラノサイトの増殖を伴わない生理的・二次的な色素沈着，黒子（lentigo）では灰色ベースで単調な色素沈着ないしは線条であることに留意する．全身疾患や薬剤が誘因である際には複数の爪に線条がみられる点も鑑別のポイントである．

爪部メラノーマ

前述の，①不規則細線条・線条帯に加え，②爪周囲の色素沈着を手がかりとして診断する．①については，褐色〜黒色を基本とし，灰色をしばしば混じた不均一な色調，幅の細線条からなる不規則線条帯である（図2）．線条帯は側方の境界がかすむように不明瞭なことが多く，しばしば一部爪甲の破壊を伴い，内部に顆粒状色素沈着，色素小球がみられやすい．爪の線条帯が

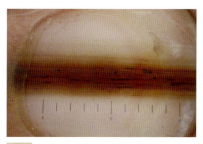

図2 不規則線細線条・線条帯
メラノーマでは，細線条の色調，太さにばらつきがあるほか，顆粒状色素沈着や色素小球が散在性にみられることがある．

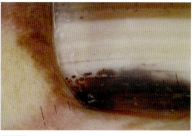

図3 ハッチンソン徴候
メラノーマにおける後爪郭部の色素沈着．本症例では爪下出血（dark red spots）の合併がある．

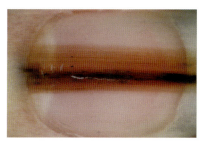

図4 顕微鏡的ハッチンソン徴候
メラノーマにおける爪上皮の色素沈着．遠位端が途絶し揃っているため確認しやすい．

単純に濃褐〜黒色の無構造色素沈着を呈することもあり注意を要する．灰色，黒色，顆粒状色素沈着，爪の幅2/3以上に及ぶ色素沈着が良性のメラノサイト病変に比べて有意な所見である[2]．また，指尖側と比べて爪母側が太くなる細線条がある場合は三角形状色素沈着（triangular sign）とよばれ，やはりメラノーマを示唆する所見として知られる．②については，いわゆるハッチンソン徴候（Hutchinson sign），指尖部の皮丘平行パターン（parallel ridge pattern），顕微鏡的ハッチンソン徴候（micro-Hutchinson's sign）の3つの所見が知られている．ハッチンソン徴候は爪甲周囲皮膚に染み出したような色素沈着である（図3）．指尖側では皮丘平行パターンを呈することがあり特異性は高い．顕微鏡的ハッチンソン徴候は，爪上皮部にみられる肉眼的には確認しにくい小さな色素沈着である（図4）．色素線条よりも幅広く存在することが多く，視認しにくい場合は爪上皮の遠位端を縁取るような細

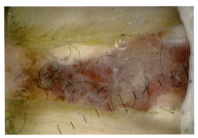

図5 無色素性メラノーマ
破壊した爪甲間に血管所見を伴わない紅色の無構造領域がある．

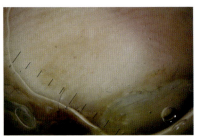

図6 無色素性メラノーマ（図5と同じ症例）
淡い爪周囲色素沈着（皮丘平行パターン）がみられる．

い褐色線を探すとよい．なお，最近ハッチンソン徴候および顕微鏡的ハッチンソン徴候はいずれも成人の色素性母斑にみられず爪部メラノーマに有意所見であることが示された[2]．なお，爪上皮下に単に色素線条が透見される状況を偽ハッチンソン徴候（pseudo-Hutchinson's sign）とよぶ．

実際の診療では，良・悪性の判別に迷う場合には2～3カ月の間隔でしばらく経過観察を行い，不規則な細線条が増える，線条帯が太くなるなどの変化がある場合はメラノーマを疑い精査する．

無色素性メラノーマ

爪破壊性の紅色結節としてしばしば観察され，非定型的血管増生（atypical vascularity），部分的不規則色素沈着残存（focal irregular remnants of pigmentation）といった所見が知られるが[3]，紅色結節部が血管所見のない無構造な領域を呈する場合にもstructurelessな所見として，メラノーマは否定できない（図5）．また，爪周囲の色素沈着の残存からメラノーマを疑う必要がある（図6）．

色素性母斑

小児の黒色爪の最も多い原因である．先天性・後天性いずれも生じる場合がある．基本的には褐色～黒色線条帯（幅はさまざま）として観察される．

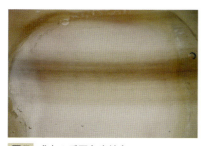

図7 成人の爪甲色素線条
色素性母斑．淡い褐色を背景に灰色を混じた割合規則的な細線条・線条帯（3年の経過観察で変化なし）．

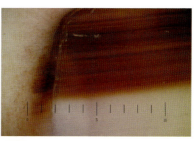

図8 小児の爪甲色素線条 その1
色素性母斑．色調の濃い，不規則な細線条・線条帯と爪周囲色素沈着がみられる．

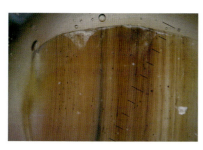

図9 小児の爪甲色素線条 その2
色素性母斑．メラノーマさながらの色素線条を呈し，爪の破壊を伴う．

ダーモスコピー所見は，成人では褐色～黒色線条帯で内部には細く規則的な平行線（細線条）がみられる（図7）．小児では褐色～黒色線条帯で不規則な細線条（色，太さ）で顆粒状色素沈着や色素小球を伴う．しばしば爪周囲の色素沈着があり（図8），爪下皮の細い fibrillar pattern がみられる．また爪の破壊を伴うこともある（図9）．一般に小児の爪部メラノーマがきわめて少ないため，経過観察が gold standard である．そもそも小児期の爪の良性のメラノサイト病変は，組織学的にメラノサイトの核異型，パジェット細胞様分布，経皮排泄パターンなどを示すことがあり，メラノーマとの鑑別が困難であることが知られる[4]．実際に現在まで世界で13例の小児期の爪部メラノーマの報告があるが，そのうち11例は in-situ であり，かついくつかの症例はメラノーマか否か議論の余地があると考えられている．

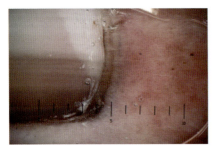

図10 Laugier-Hunziker-Baran syndrome
淡〜濃灰色の単調な色素線条がみられる。本症例は爪上皮を含む爪周囲にも灰色の色素沈着が存在する．

■非メラノサイト病変による色素線条

　メラノサイトの活性化に伴った色素沈着が誘因であり，人種，全身性疾患，外傷，爪の炎症性疾患，薬剤・放射線，非メラノサイト腫瘍などの要因が考えられる[1]．これらの基本的なダーモスコピー所見は，淡〜濃灰色の割合単調な色素線条帯であり，内部は無構造ないしは規則的に平行に走行する灰色の細線条がみられる．Peutz-Jeghers syndromeや消化管ポリープを欠くが皮膚症状の類似する Laugier-Hunziker-Baran syndrome でも同様の所見が観察される（図10）．

■その他の色素沈着，疾患

●爪下出血
　赤褐色，赤黒色〜紫褐色の不整形な無構造領域として観察され，辺縁に暗赤色の小球状構造（dark red spots），末梢端に平行に並ぶ線維状構造（filamentous distal end）などの所見がみられ[3]，時間とともに病変が爪根部から末梢側へ移動していくのが特徴である（図11）．

●緑色爪
　いわゆる Green nail で緑膿菌感染に伴う色素沈着である．胆汁色のような黒味がかった緑色調を呈する（図12）．

●ボーエン病/有棘細胞癌
　所見は確立していない．ボーエン病は色素線条として観察される場合があり[5]，爪周囲に点状血管，鱗屑・痂疲などを含む過角化がみられるほか，有棘細胞癌では毛包部に一致した腫瘍性の表皮肥厚を反映する白色円（white

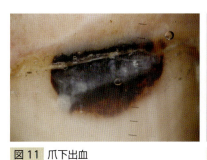

図11 爪下出血
赤黒〜紫褐色の無構造領域とその遠位端に線維状構造あり.

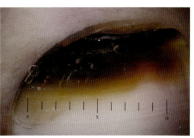

図12 Green nail
黒みの強い緑色の不整形無構造領域を形成している.

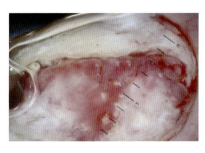

図13 ボーエン癌
本症例では角化の強い部分,角質塊は浸軟し白色を呈する.紅色無構造領域内には不整な血管像もみられる.

表1 膠原病における爪囲のダーモスコピー所見

病名	強皮症	皮膚筋炎	全身性エリテマトーデス
所見	●毛細血管拡張 ●大型の毛細血管 ●爪上皮の出血 ●低木状・茂み状血管（ramified/bushy capillaries） ●無血管領域（毛細血管密度の減少） ●爪甲への爪下皮の付着（遠位端）	●毛細血管拡張 ●毛細血管欠損 ●爪上皮の出血	●毛細血管拡張 ●蛇行状毛細血管（tortuous capillaires） ●毛細血管密度は正常

circles）がみられる[3].進行例では爪甲破壊が強い（図13）.

● 膠原病

強皮症,皮膚筋炎,全身性エリテマトーデスなど膠原病のスクリーニングに爪囲の観察が有用である（表1）[3,6].

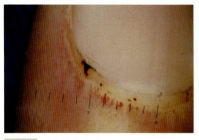
図14 全身性強皮症
延長した爪上皮内に点状出血が散見され，その近位に低木状の分枝血管を含む大型の毛細血管拡張が目立つ．

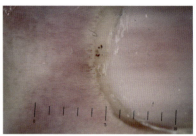
図15 皮膚筋炎
爪上皮内に点状出血，後爪郭に拡張した毛細血管ループがみられる．一方で毛細血管の欠損部位も存在する．

● 強皮症

　早期にはわずかに毛細血管拡張，大型の毛細血管，爪上皮の出血がみられるが，無血管領域を伴わない．進行期では大型の毛細血管，爪上皮の出血が目立つ一方，毛細血管の欠損（密度減少），構造の乱れがありわずかに低木状・茂み状血管がみられる（図14）．晩期では無血管領域と低木状の茂み状血管が顕著にみられる．なお，ダーモスコピーでは本症に特徴的な爪甲遠位端における爪下皮の付着も確認しやすい．

● 皮膚筋炎

　強皮症と同様の所見が2本以上の指で観察される（図15）．

● 全身性エリテマトーデス

　毛細血管密度は正常であるが，伸長した拡張血管，蛇行状血管がみられる．

■ 文献

1) Marghoob AA, Malvehy J, Braun RP. An atlas of dermoscopy. 2nd ed. Boca Raton: CRC Press; 2012. p.268-75.
2) Benati E, Ribero S, Longo C, et al. Clinical and dermoscopic clues to differentiate pigmented nail bands: an International Dermoscopy Society Study. J Eur Acad Dermatol Venereol. 2017; 317: 32-6.
3) Tosti A. Dermoscopy of the hair and nails. 2nd ed. Boca Raton: CRC Press; 2016. p.165-97.
4) Ohn J, Mun JH. Reply to: "Limitations and challenges of nail unit dermoscopy

in longitudinal melanonychia". J Am Acad Dermatol. 2017; 76: e73-e4.

5) Saito T, Uchi H, Moroi Y, et al. Subungual Bowen disease revealed by longitudinal melanonychia. J Am Acad Dermatol. 2012; 67: e240-1.

6) Fueyo-Casado A, Campos-Munoz L, Pedraz-Munoz J, et al. Nail fold dermoscopy as screening in suspected connective tissue diseases. Lupus. 2016; 25: 110-1.

【外川八英】

9 全身疾患と爪

　全身性疾患に伴う爪の変化は左右対側性に，手足の爪全てに同じ変化を生じるのを特徴とする．匙状爪は主として母指爪，示指爪，中指爪に生じ，趾爪には生じないので，外力により生じる変化と考えられる．形態の変化，色調の変化と爪囲の変化に分けて記す．

形態の変化

● バチ状指，ヒポクラテス爪[1]

　指趾末節部が膨らみ，爪甲がその部分を覆うように大きくなった状態をバチ状指という．臨床的には両母指背面同士を接触させると，正常では爪甲基部に空隙を認めるが，バチ状指では爪甲基部の空隙が消失し，爪甲遠位部が離れるので診断は容易である（図1）．原因は慢性の肺性心で徐々にバチ状指になるが，注意すべきは急激に生じるバチ状指で原発性肺癌のことがある．近年ではアスベスト肺や中皮腫もある．Pachydermoperiostosis（強皮骨膜症）でもバチ状指となる．バチ状指のみの家族性バチ状指もある．いずれも思春期ごろの発症が多い．クロウ・深瀬（Crow-Fukase）症候群でもバチ状指を生じることがある．

● 爪の肥厚と黄色化：黄色爪

　爪甲が肥厚すると，伸長はおそくなり，黄色調を帯びる．爪床部では爪甲

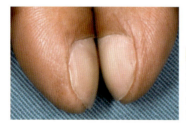

図1　バチ状指かどうかを簡単に調べる方法
両母指爪甲背面を接着させると正常では爪甲基部に隙間を生じるが，バチ状指では隙間は消失する．また，正常では爪甲遠位端は密着するが，バチ状指では，爪甲遠位端は離れている．

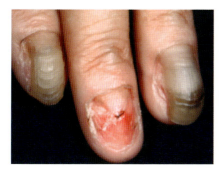

図2 黄色爪（ブシラミン内服により生じた例）
爪甲は肥厚し，黄色調を帯びている．爪甲は爪床部で爪甲剥離の状態である．そのために爪甲は脱落しやすい．

剥離の状態となっているので，爪甲は脱落しやすい（図2）．ブシラミン（bucillamine）内服により生じることがあるが，ブシラミンの内服を中止すると正常爪甲に戻る．D-ペニシラミン（D-penicillamine）でも生じる．黄色爪症候群は黄色爪，リンパ浮腫と胸水の貯留を伴う．黄色爪で始まることが多い．原因としては気管支拡張症や副鼻腔炎がある．副鼻腔炎の場合は後鼻漏を伴う例が多い．抗菌薬投与で治癒した報告がある[2]．先天性爪甲硬厚症（pachyonychia congenita）でも爪の症状は同じである．

●匙状爪

爪甲の中央が凹み，周辺が反り返る状態を匙状爪という．匙状爪は古くから低色素性貧血の徴候とされてきたが，罹患爪が主として母指，示指，中指の爪で，趾爪には生じないことから低色素性貧血とは無関係に生じる．爪甲が匙状になるのは外力の作用と考えるのが合理的である（図3）．指先に力の加わる仕事が原因となって生じる[3]．

●爪甲層状分裂症

爪甲遠位部で爪甲表面が薄く剥がれた状態を爪甲層状分裂症という（図4）．一般には二枚爪とよばれている．素手での水仕事が多い場合やマニキュアで除光液を使いすぎたりしても生じる．趾爪には生じない．一方，低色素性貧血でも生じるので，爪床部の変化にも注意すべきである．

●横溝形成と爪甲の脱落

全身疾患に伴っては一条の横溝を全ての爪甲に生じることがあり，ボー線条という．全身性の発疹症後に生じることがある．スティーヴンス・ジョン

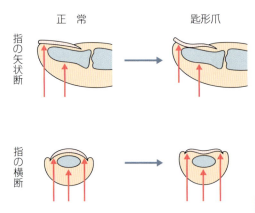

図3 爪甲が匙状化する理由
爪甲は指腹に加わる外力により匙状化する.

←─ : 指腹に加わる外力の作用部位を示す

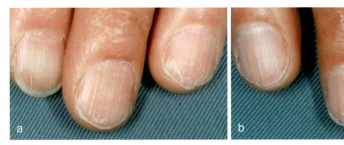

図4 低色素性貧血に伴う爪甲層状分裂症
a) 82歳, 男性. 初診時でHbは7.7 g/dLであった.
b) 鉄剤投与2カ月目で, Hbは12.1 g/dLに改善した.
a図では示指および中指の遠位部で爪甲が薄く剥がれている.
b図の鉄剤内服2カ月後には爪半月も認められ, 層状の爪甲剥離も減少している.

　ソン（Stevens-Johnson）症候群（SJS）では爪甲の脱落を生じることもある. 最近, 注目されたのはCox A6感染による手足口病後に生じる爪甲の脱落やボー線条である（図5）. この場合には発疹を生じていない部位にも爪甲の変化を認め, ウイルス血症が原因かと報告されている[4]. クロンカイト・カナダ（Cronkhite-Canada）症候群では低蛋白血症のために爪甲の脱落や萎縮を生じる[5].

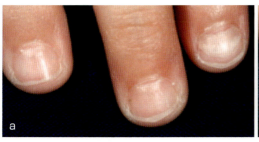
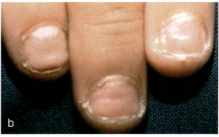

図5 手足口病後に認められる爪の変化
a) 3歳,女児に生じた爪甲脱落症,b) 5歳,女児に認めたボー(Beau)線条

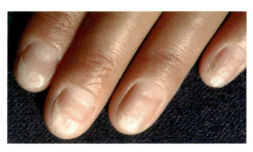

図6 甲状腺機能亢進に伴って生じた爪甲剥離症

●爪甲剥離症

　爪甲が遠位部で爪床から離れ,近位方向に剥離が進行するのを爪甲剥離症という.甲状腺機能異常に伴って爪甲剥離を生じる症例のあることが報告されている(図6).光線性爪甲剥離症が薬剤を原因として生じる.テトラサイクリン系薬剤が多い.

●爪甲の脆弱化

　エトレチナート etretinate(チガソン®)の内服で爪甲の脆弱化を生じる.爪甲が菲薄化するために爪甲が割れたり,欠けたりする(図7).

色調の変化

●チアノーゼ

　爪甲が透明であれば,血流の色を反映している.爪部が紫藍色となるもので,血液中の還元型ヘモグロビンが 15 g/dL 以上になると認められる.全身

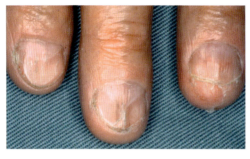

図7 エトレチナート内服による爪甲の脆弱化．爪甲が一部破損している．

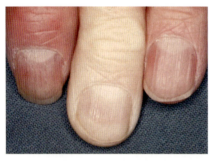

図8 レイノー現象で，中指が蒼白化している．

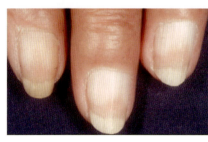

図9 10年来透析をしている患者に認めた白色化した爪

的な原因による場合は舌も紫藍色となる．心肺不全，レイノー現象，DDSの内服，寒冷凝集素病などがある．

● 蒼白化

爪甲が透明であれば，低色素性貧血の状態を示している．レイノー現象でも蒼白化する（図8）．

● 白色爪，半々爪，赤白爪

爪床部の変化により爪が白っぽくみえる．肝硬変に伴う Terry's nail や腎障害に伴う半々爪（赤白爪）などがある（図9）．健康な1～4歳の小児で白

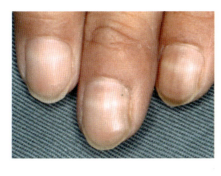

図10 低アルブミン血症に伴って生じた横走する白線.

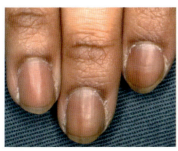

図11 ミノサイクリン内服による着色. 皮膚も着色している.

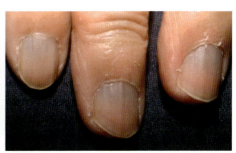

図12 ミノサイクリンによる爪半月部の着色

色爪を呈することもある．長期経管栄養患者ではセレン欠乏により白色爪を生じる[6]．

● 爪に横走する白線

低アルブミン血症（図10），急性ヒ素中毒，タリウム中毒などで生じる．

● 褐色-黒色の着色

爪母にはメラノサイトが分布しているので，皮膚に着色を生じるのと同じ原因で爪甲も着色するが，目立ちやすいという特徴がある．爪甲に褐色の着色を生じるのはアジソン病，薬剤（抗腫瘍薬，抗HIV薬，ミノサイクリン）の使用などがある（図11, 12）．

● スレート色

以前は銀皮症に伴って，爪甲がスレート色になる症例があった．仁丹や胃腸薬による症例が報告された．

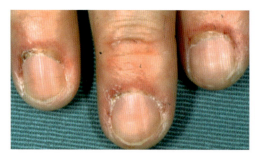

図13 皮膚筋炎に伴う爪囲紅斑．後爪郭部から側爪郭部にかけて発赤を認める．

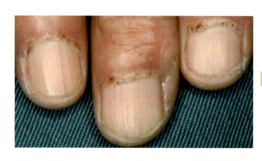

図14 後爪郭部から爪上皮にかけての毛細血管の拡張は強皮症によく認められる．ここに示す症例は皮膚筋炎で認めたもの．

● 外部からの着色

　全身性疾患とは無関係であるが，全ての爪甲が着色したといって受診する例では，入院時新しく購入し着用した寝間着による症例を経験している．

爪郭部の変化
● 爪郭部の発赤腫脹

　全ての爪甲の爪郭部が軽度に発赤，腫脹するのは皮膚筋炎の初発症状であるが，見逃されやすい[7]（図13）．亜鉛欠乏症でも全ての爪郭に発赤，腫脹を生じる．

● 爪郭部の血管拡張

　後爪郭部から爪上皮にかけての毛細血管の拡張は強皮症，全身性エリテマトーデス，皮膚筋炎で認められる（図14）．

● 一部の爪の爪郭炎

　抗腫瘍薬の中で，近年よく使用されている分子標的薬により爪郭炎を生じ

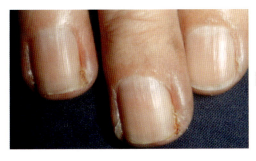

図15 エルロチニブ塩酸塩 erlotinib hydrochloride(タルセバ)投与により生じた爪郭炎.側爪郭部に発赤,腫脹を認める.

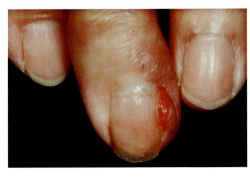

図16 ゲフィチニブ gefitinib(イレッサ)投与により生じた中指の側爪郭炎と肉芽.

る.エルロチニブ塩酸塩 erlotinib hydrochloride(タルセバ®)による症例(図15)とゲフィチニブ gefitinib(イレッサ®)による症例(図16)を示す.

文献

1) 東　禹彦.爪　基礎から臨床まで.2版.東京: 金原出版; 2016. p.62-4.
2) 土井理左,岡本祐之,堀尾　武.3主徴と副鼻腔炎を伴う yellow nail 症候群の1例.日皮会誌.2002; 112: 261-6.
3) 東　禹彦.匙状爪の発生機序.皮膚.1985; 27: 29-34.
4) 浅井俊弥.手足口病に続発した爪甲脱落症.皮膚病診療.2011; 33: 237-40.
5) 後藤明彦.Cronkhite-Canada 症候群.日本臨床.1991; 49: 2956-60.
6) 稲宮知美,櫻根純子,倉知貴志郎.低セレン血症患者にみられた爪甲白色変化の1例.臨皮.2006; 60: 999-1001.
7) Samitz MH. Cuticular change in dermatomyositis. Arch Dermatol. 1974; 110: 866-7.

【東　禹彦】

索　引

■あ 行

アイロン効果	25, 27
亜鉛欠乏症	112
悪性黒色腫	73
アクリル固定ガター法	30
アクリル樹脂液	23
アクリル樹脂粉末	23
アクリル人工爪	50
足壊疽	72
アジソン病	111
アスベスト肺	106
アンカーテーピング法	28, 29
イレッサ	113
エトレチナート	109
エルロチニブ塩酸塩	113
遠位翼状ブロック	30
炎症性肉芽	42, 45
横溝形成	107
黄色爪	106
黄色爪症候群	107
鬼塚法	36, 50

■か 行

外部からの着色	112
家族性バチ状指	106
ガター法	30, 41
観血的手技	35
陥入爪	8, 23, 25, 34, 40, 50, 68
寒冷凝集素病	110
機械的刺激	94
気管支拡張症	107
キシロカイン	34

■さ 行

偽ハッチンソン徴候	100
急性ヒ素中毒	111
胸水	107
強皮骨膜症	106
強皮症	103, 112
駆血	35
グラインダー	70
クロウ・深瀬症候群	106
グロムス腫瘍	76
クロンカイト・カナダ症候群	108
ゲフィニチブ	113
原発性肺癌	106
顕微鏡的ハッチンソン徴候	99
抗 HIV 薬	111
後郭爪の炎症	95
抗腫瘍薬	111
後爪郭	2
後爪郭部爪刺し	93
後爪郭部の炎症	93
児島法	36, 50
骨性隆起	59
コットンパッキング	43

細線条	97
匙状爪	107
三角形状色素沈着	99
指（趾）粘液囊腫	79
塩之谷法	47
色素性母斑	73
小児の爪部メラノーマ	101
除光液	107
人工爪	43

115

滲出液	40	**■ た 行**		
心肺不全	110	ダーモスコピー	74
スクウェアオフ	16, 65	タリウム中毒	111
スティーヴンス・ジョンソン		タルセバ	113
症候群	107	チアノーゼ	109
スリップオン	64	チガソン	109
スレート色	111	中皮腫	106
赤白爪	110	超弾性ワイヤー法	50
セレン欠乏	111	爪切り	65
線条帯	97	爪真菌症	83
全身性エリテマトーデス	103, 112	爪に横走する白線	111
先天性爪甲硬厚症	107	爪の肥厚	106
爪下外骨腫	61, 79	爪白癬	83
爪郭炎	112	爪剝離	59
爪郭部の発赤腫脹	112	手足口病	108
爪下血腫	55, 59	低アルブミン血症	111
爪下皮	66	低色素性貧血	107
爪棘	42	テーピング	43
爪甲	1	テーピング療法	95
爪溝	2	糖尿病	69
爪甲鉤彎症	59, 68		
爪甲色素線条	72	**■ な 行**	
爪甲層状分裂症	107		
爪甲の脆弱化	109	二枚爪	55, 58, 107
爪甲の脱落	107	**■ は 行**	
爪甲の肥厚	94		
爪甲剝離症	109	履物	55
爪床	3	白色爪	110
爪上皮	2	バチ状指	106
蒼白化	110	ハッチンソン徴候	72, 99
爪半月	3	半々爪	110
爪部メラノーマ	98	パンプス	56
爪母	3	被角線維腫	77
側骨間靱帯	6, 36	肥厚爪	67
足趾神経ブロック	34	非定型的血管増生	100
側爪郭	2, 43, 45	皮膚筋炎	103, 112
側爪郭形成術	47, 48	ヒポクラテス爪	106
足背，後脛骨動脈の触診	70	フェノール法	35, 50

深爪	40, 66
不規則線条帯	98
副鼻腔炎	107
ブシラミン	107
部分切除	42
部分的不規則色素沈着残存	100
プライマー	23
扁平上皮癌	74
ボーエン病	74
ボー線条	107

■ ま 行

巻き爪	8, 14, 23, 25,
	27, 34, 36, 50, 69
マチワイヤ	15
末梢動脈疾患	34
末節骨	59
ミノサイクリン	111
メカノレセプター	25

■ や 行

薬剤	111
床反力	27

■ ら 行

リンパ浮腫	107
レイノー現象	110
ローファー	55

■ 欧 文

atypical vascularity	100
bucillamine	107
Cronkhite-Canada 症候群	108
Crow-Fukase 症候群	106
D-penicillamine	107
DDS	110
focal irregular remnants of pigmentation	100
Green nail	102
Hutchinson sign	99
Koenen 腫瘍	79
KOH 直接鏡検	83
Laugier-Hunziker-Baran syndrome	102
micro-Hutchinson's sign	99
pachydermoperiostosis	106
pachyonychia congenita	107
Peutz-Jeghers syndrome	102
Pringle 母斑症	79
proximal ingrowing nail	93
pseudo-Hutchinson's sign	100
retronychia	93
Stevens-Johnson 症候群	107
Terry's nail	110
triangular sign	99
VHO 法	8, 50

外来で役立つ<ruby>爪<rt>つめ</rt></ruby><ruby>診<rt>しん</rt></ruby><ruby>療<rt>りょう</rt></ruby>ハンドブック　　　　　　　　　ⓒ

発　行	2018 年　6 月 5 日		1 版 1 刷
	2019 年　7 月 1 日		1 版 2 刷

編著者　<ruby>是<rt>これ</rt></ruby><ruby>枝<rt>えだ</rt></ruby>　　<ruby>哲<rt>さとし</rt></ruby>

発行者　株式会社　　中外医学社

　　　　代表取締役　　青　木　　滋

　　　〒162-0805　東京都新宿区矢来町 62
　　　電　　話　　03-3268-2701（代）
　　　振替口座　　00190-1-98814 番

印刷・製本/三報社印刷（株）　　　　　　　　〈MS・YS〉
ISBN978-4-498-06366-2　　　　　　　　Printed in Japan

JCOPY ＜（社）出版者著作権管理機構 委託出版物＞

本書の無断複製は著作権法上での例外を除き禁じられています.
複製される場合は，そのつど事前に，（社）出版者著作権管理機構
（電話 03-5244-5088，FAX 03-5244-5089，e-mail: info@jcopy.
or.jp）の許諾を得てください.